Swami Prabhavananda
Christopher Isherwood
**Yoga und Gotteserfahrung**

Swami Prabhavananda
Christopher Isherwood

# Yoga und Gotteserfahrung

Aus dem Amerikanischen von
Dr. Edith Zorn

Aquamarin Verlag

Titel der amerikanischen Originalausgabe:
*How to Know God*


Deutsche Ausgabe:
1. Auflage 2015

Voglherd 1
85567 Grafing
www.aquamarin-verlag.de

Übersetzung aus dem Englischen: Dr. Edith Zorn

Umschlaggestaltung: Annette Wagner
unter Verwendung von © Alextanya – shutterstoc.com

Druck: C.H. Beck • Nördlingen

ISBN 978-3-89427-674-4

# Inhalt

# Vorwort

Bei den Yoga-Sutras des Pantanjali handelt es sich nicht um die ursprüngliche Darlegung einer Philosophie, sondern um eine neuformulierte Zusammenstellung. Hinweise auf Yoga-Praktiken, geistige Übungen und Meditationstechniken, die zur Gotteserkenntnis führen, finden sich bereits Jahrhunderte zuvor in der Katha-, Svetasvatara-, Taittiriya- sowie der Maitrayani-Upanishade. Man kann sagen, dass die Yoga-Lehre seit Urzeiten überliefert worden ist.

Patanjali hat die Philosophie und Praxis des Yoga für die Sucher seiner Zeit erläutert. Welche Zeit war dies? Wer war Patanjali? Man weiß kaum etwas über ihn. Einige Fachleute glauben, dass es zwei Patanjalis gegeben hat, den Grammatiker und den Verfasser der Sutras. Andere verneinen dies. Was die Entstehung der Sutras betrifft, gehen die Vermutungen der Gelehrten weit auseinander und variieren vom vierten Jahrhundert v. Chr. bis zum vierten Jahrhundert n. Chr.

Das Wort *Sutra* heißt in seiner einfachsten Bedeutung »Faden«. Ein Sutra ist sozusagen der rote Faden einer Darlegung, das absolut notwendige Minimum, ohne jegliche Ausschmückung. Man verwendet nur die wesentlichen Worte. Es gibt oft keine zusammenhängenden Sätze, was aus guten Gründen geschieht. Die Sutras wurden in einer Zeit verfasst, in der es keine Bücher gab. Das gesamte Werk musste im Gedächtnis behalten und daher möglichst knapp ausgedrückt werden. Die Sutras des Patanjali bedurften ebenso wie alle anderen eingehender Erläuterung. Gewöhnlich trugen die alten Lehrer einen Aphorismus vor und fügten ihre eigenen Erläuterungen für die Schüler hinzu. In manchen Fällen wurden diese ebenfalls auswendig gelernt und zu einem späteren Zeitpunkt niedergeschrieben. Auf diese Weise blieben sie uns erhalten.

Zum besseren Verständnis enthält die vorliegende Übersetzung neben einem Kommentar eine Erweiterung und Vervollständigung der Aphorismen. Da eine nahezu wörtliche Wiedergabe, wie sie oft angeboten wird, eher den kryptischen Vorlesungsnotizen eines Professors gleicht und der Leser die Aphorismen als für ihn zu unverständlich beiseitelegen mag, haben wir uns diese Freiheit erlaubt. Es ist ohnehin schwierig, die Yoga-Philosophie zu verstehen, was nicht unnötig verstärkt werden sollte.

Die hauptsächlich aus unserer eigenen Feder stammenden Ergänzungen basieren auf den Erläuterungen der beiden Kommentatoren Bhoja und Vyasa. Zudem enthält der Text mehrere Zitate der brillanten intuitiven Erläuterungen von Swami Vivekananda. Diese Erläuterungen gab der Swami aus dem Stegreif im Rahmen seiner Vorlesungen über Patanjali, die er in den Vereinigten Staaten hielt. Sie wurden von den Studenten notiert und erschienen in dem Buch *Raja Yoga*.

Die Yoga-Philosophie wurzelte ursprünglich im Vedanta. Aus diesem Grunde haben wir die Aphorismen vom Gesichtspunkt des Vedanta aus interpretiert. In dieser Hinsicht weichen wir von Patanjali ab, der ein Anhänger der Sankhya-Philosophie war. Da es sich lediglich um technische Unterschiede handelt, werden sie im Kommentar an den entsprechenden Stellen kurz erläutert.

Das vorliegende Buch ist als praktische Hilfe für ein spirituelles Leben gedacht, das dem Anhänger jeder Religion dienen mag, sei er Hindu, Christ oder was auch immer. Aus diesem Grunde haben wir es vermieden, näher auf die metaphysischen und esoterischen Aspekte einzugehen. Für manche Menschen mag deren Studium faszinierend erscheinen, was nicht unbedingt Früchte tragen muss und Gefahren birgt, falls man es übertreibt.

Da der Versuch eines Vergleichs zwischen Yoga und westlicher Psychologie bereits mehrfach unternommen wurde und interessante Ähnlichkeiten und Unterschiede in Theorie und Praxis herausgearbeitet worden sind, haben wir darauf verzichtet, zumal wir einen solchen Vergleich als unangemessen betrachten. Die Yoga-Psychologie ist in sich abgeschlossen.

Im Gegensatz dazu befindet sich die westliche Psychologie noch in ihrer Entwicklung. Sie nimmt unterschiedliche Richtungen, entwickelt ständig neue Theorien und verwirft alte. Behauptet man: »Die westliche Psychologie vertritt diesen Standpunkt…«, läuft man stets Gefahr, des Irrtums bezichtigt zu werden.

Eines steht jedoch fest. Die Mehrzahl der westlichen Psychotherapeuten anerkennt die Existenz von Atman, der Gottheit im Menschen, bislang nicht, weshalb sie den Versuch unterlässt, ihren Patienten zur Vereinigung im vollkommenen Yoga zu verhelfen.

Was die zunehmend größer werdende Anzahl von Psychotherapeuten betrifft, die ernsthaft an Yoga interessiert sind, würden sich viele wahrscheinlich folgendermaßen äußern: »Wir können unseren Patienten bis zu einem bestimmten Punkt helfen, bis zu einem gewissen Grad an Anpassung auf psychophysischer Ebene, sind aber nicht bereit, darüber hinauszugehen. Wir anerkennen die Möglichkeit einer höheren, spirituellen Integration, ziehen es aber vor, sie nicht in unsere Therapie einzubauen, da wir der Ansicht sind, dass es sich um zwei getrennte Aspekte handelt. Verlangt der Patient nach spiritueller Integration, können wir ihn nur an einen Yoga-Lehrer oder einen Geistlichen verweisen. Wo wir aufhören, fängt Yoga an.« Und damit lassen sie dieses Thema zurzeit beruhen.

Zum Abschluss möchte ich mich für die Erlaubnis bedanken, aus folgenden Büchern zu zitieren:

Erwin Schrödingers *What Is Life?*, Cambridge University Press. Darin enthalten sind *The Way of a Pilgrim* und *The Pilgrim Continues His Way*, übersetzt von R. M. French. Hrsg. von der Society for Promoting Christian Knowledge, London. *Bhagavad-Gita*, übersetzt vom Autor, herausgegeben bei New American Library. Die folgenden Werke wurden von Vedanta Press, Hollywood publiziert: *Shankara's Crest-Jewel of Discrimination* (Prabhavananda-Isherwood); *The Upanishads* (Prabhavananda-Manchester).

# KAPITEL 1

# Yoga und sein Ziel

## 1. Einleitende Yoga-Unterweisung

Im Grunde genommen bedeutet *yoga* »Vereinigung«. Das deutsche Wort Joch lässt sich auf diesen Sanskrit-Ausdruck zurückführen. Yoga ist eine von vielen Methoden, durch die ein Individuum mit der Gottheit, der Wirklichkeit, die dieser flüchtigen Erscheinungswelt zugrunde liegt, vereinigt werden mag. Eine solche Vereinigung zu erlangen, bedeutet, den Zustand des vollkommenen Yoga zu erreichen. Im Christentum spricht man von der »mystischen Hochzeit«.

Bhoja, einer der klassischen Kommentatoren dieser Aphorismen, definiert Patanjalis Verwendung des Begriffes *yoga* als »das Bemühen, Atman (die Wirklichkeit) von dem Nicht-Atman (der Erscheinungswelt) zu trennen«.

Jemand, der Yoga ausübt, wird als *yogi* bezeichnet.

## 2. Yoga ist die Beherrschung der Gedankenwellen

Nach Patanjali besteht der denkende Geist (*chitta*) aus *manas, buddhi* und *ahamkara*. Manas ist die Fähigkeit der Wahrnehmung. Sie empfängt die Eindrücke, die die Sinne von der Außenwelt aufnehmen. Buddhi ist die Fähigkeit der Unterscheidung, die diese Eindrücke einordnet und auf sie reagiert. Ahamkara ist das Ich-Empfinden, das die Eindrücke für sich beansprucht und als individuelles Wissen speichert. Manas berichtet zum Beispiel: »Rasch nähert sich ein großes lebendes Objekt.« Buddhi entscheidet: »Es ist ein Bulle. Er ist wütend. Er will jemanden angreifen.« Ahamkara schreit: »Er will *mich*, Patanjali, angreifen. *Ich* bin es, der den Bullen sieht. *Ich* bin es, der sich fürchtet. *Ich* bin es, der im Begriff steht, davonzulaufen.« Später mag Ahamkara vom Ast eines nahen Baumes hinzufügen: »Nun weiß ich, dass dieser Bulle (der nicht *ich* bin) gefährlich ist. Es gibt andere, die dies nicht wissen. Es ist *mein* persönliches Wissen, das *mich* dazu veranlassen wird, den Bullen in Zukunft zu meiden.«

Gott, die allem zugrunde liegende Wirklichkeit, wird als allgegenwärtig betrachtet. Falls es überhaupt eine Wirklichkeit gibt, muss sie überall sein, in jedem Lebewesen und in jedem unbelebten Objekt. Gott im Inneren des Geschöpfes heißt in Sanskrit *Atman* oder *Purusha*, das wahre Selbst. Patanjali spricht stets von Purusha (»Die Gottheit, die im Körper Wohnung genommen hat«). In der vorliegenden Übersetzung ersetzen wir diesen Begriff durch das Wort Atman, da dieses in den Upanishaden und in der Bhagavad-Gita Eingang gefunden hat und die Yoga-Schüler sich wahrscheinlich an diesen Ausdruck gewöhnt haben. Nach den Upanishaden und der Gita ist der eine Atman in allen Kreaturen zugegen. Der Sankhya-Philosophie folgend, glaubte Patanjali, dass jedes individuelle Geschöpf und Objekt seinen eigenen, getrennten, aber genau gleichen Purusha in sich trage. Für den geistigen Sucher ist dieser philosophische Unterschied unerheblich.

Der Verstand scheint intelligent und bewusst zu sein. Die Yoga-Philosophie lehrt, dass dies nicht zutrifft. Intelligenz, reines Bewusstsein, ist die Natur des Atman. Der denkende Geist spiegelt dieses Bewusstsein nur wider und scheint daher bewusst zu sein.

Wissen oder Wahrnehmung ist eine Gedankenwelle (*vritti*).

Wissen ist demnach objektiv. Was die westlichen Psychologen als Introspektion oder Selbsterkenntnis bezeichnen, ist nach Patanjali ebenfalls objektives Wissen, da nicht der denkende Geist der Seher, sondern nur ein Erfahrungsinstrument, ein Wahrnehmungsobjekt wie die Außenwelt ist. Der Atman, der wahre Seher, bleibt unerkannt.

Jede Wahrnehmung weckt das Ich-Bewusstsein, das erklärt: »Ich weiß dies.« So spricht das Ego, nicht der Atman, das wahre Selbst. Das Ich-Bewusstsein entsteht durch die Gleichsetzung des Atman mit dem denkenden Geist, den Sinnen und so fort. Es ist, als erkläre eine kleine elektrische Birne: »Ich bin der elektrische Strom«, um dann die Elektrizität als einen birnenförmigen Glasgegenstand mit einem Geflecht aus Drähten in seinem Inneren zu beschreiben. Eine solche Identifizierung ist ebenso absurd wie der Anspruch des Egos, das wahre Selbst zu sein. Wie die Elektrizität die Glühbirne durchfließt, ist der Atman in allen Dingen überall gegenwärtig.

Wird in der äußeren Welt ein Ereignis oder ein Objekt von den Sinnen wahrgenommen, entsteht eine Gedankenwelle. Das Ichbewusstsein identifiziert sich mit dieser Welle. Handelt es sich um eine angenehme Gedankenwelle, fühlt es: »Ich bin glücklich«; ist die Welle unangenehm: »Ich bin unglücklich.« Diese falsche Identifizierung ist die Ursache all unseres Elends, denn selbst das flüchtige Glücksempfinden des Egos erzeugt den beunruhigenden Wunsch, sich an das Objekt des Glücks zu klammern, was die Möglichkeit in sich trägt, in Zukunft unglücklich zu sein. Das wahre Selbst, der Atman, verweilt stets außerhalb der Gedankenkraft. Es ist ewig rein, erleuchtend und frei, die einzig wahre unwandelbare Glückseligkeit. Der Mensch wird sein wahres Selbst niemals erkennen, solange die Gedankenwellen und das Ichbewusstsein als identisch betrachtet werden. Um erleuchtet zu werden, bedarf es der Gedankenbeherrschung, damit diese falsche Identifizierung ein Ende nimmt. Die Gita lehrt: »Yoga durchbricht die Berührung mit dem Schmerz.«

Die Kommentatoren beschreiben die Gedankentätigkeit anhand eines einfachen Bildes. Wird die Oberfläche eines Sees aufgepeitscht, trübt sich das Wasser, und sein Grund bleibt unsichtbar. Der See stellt den denkenden Geist dar und der Boden den Atman.

Wenn Patanjali von »Gedankenbeherrschung« spricht, meint er damit nicht eine momentane oder oberflächliche Gedankenkontrolle. Viele Leute glauben, Yoga auszuüben bedeute »den Geist zu leeren«. Einen solchen Zustand, falls wirklich wünschenswert, erreicht man schneller, wenn man den Freund bittet, einem mit dem Hammer auf den Kopf zu schlagen. Sich selbst Gewalt anzutun, führt mit Sicherheit nicht zu geistigem Fortschritt. Wir hemmen die Gedanken nicht, indem wir die Sinnesorgane zerstören. Wir stehen vor einer weitaus schwierigeren Aufgabe. Wir müssen lernen, die Gedankenwellen nicht mit dem Ichbewusstsein zu identifizieren. Es handelt sich dabei um einen Transformationsprozess des Charakters oder, wie Paulus es ausdrückt, um eine »Erneuerung des Geistes«.

Was versteht die Yoga-Philosophie unter »Charakter«? Kehren wir zum Bild des Sees zurück. Wellen wirbeln nicht nur seine Wasseroberfläche auf, sondern tragen mit der Zeit auf seinem Grund Sand und Kieselsteine zusammen. Solche Sandbänke sind natürlich dauerhafter und kompakter als die Wellen selbst. Man mag sie mit den Neigungen, Potenzialen und latenten Zuständen in den unterbewussten und unbewussten Ebenen des denkenden Geistes vergleichen. Im Sanskrit nennt man sie *samskaras*. Die Samskaras entstehen aufgrund fortwährender Gedankentätigkeit, die ihrerseits neue Gedankenwellen hervorbringt, ein Prozess, der beidseitig verläuft. Setzt man seinen Geist fortwährend Gedanken des Ärgers und Grolls aus, werden diese Ärger-Wellen

Ärger-Samskaras aufbauen, die dazu führen, im Alltag ständig einen Anlass zu finden, sich zu ärgern. Von jemandem mit gut entwickelten Ärger-Samskaras heißt es, er habe »üble Laune«. Die Summe unserer Samskaras äußert sich in unserem jeweiligen charakterlichen Verhalten. Aber ebenso wie sich die Sandbank verändert, wenn die Strömung sich ändert, können wir mit der Zeit unsere Samskaras umgestalten, indem wir andere Gedanken denken.

An dieser Stelle sollte auf einen Unterschied in der Auslegung hingewiesen werden, der zwischen Yoga und der westlichen Wissenschaft besteht. Nicht alle Samskaras werden im Laufe eines einzigen Lebens erworben. Ein Kind wird bereits mit bestimmten Neigungen in seinem Wesen geboren. Die westliche Wissenschaft spricht von Vererbung. Die Yoga-Philosophie hingegen erklärt, dass diese Neigungen in früheren Inkarnationen als Ergebnis inzwischen längst vergessener Gedanken und Handlungen erworben wurden. Was den Alltag betrifft, spielt es keine Rolle, welcher der beiden Theorien man den Vorzug gibt. Aus Sicht des Yoga mag »Vererbung« lediglich eine andere Ausdrucksweise dafür sein, dass die individuelle Seele, getrieben von bereits bestehenden Samskaras, danach trachtet, in einer bestimmten Art von Familie und bei Eltern wiedergeboren zu werden, deren Samskaras ihren eigenen gleichen, wodurch sie die Anlagen, die sie bereits besitzt, gleichsam »ererbt«. Der Yoga-Schüler vergeudet seine Zeit nicht damit, über die Herkunft und Dauer seiner Samskaras nachzugrübeln. Er übernimmt die volle Verantwortung für sie und bemüht sich, sie zu ändern.

Es gibt natürlich viele, die für die höheren Yoga-Übungen noch nicht bereit sind. Mit einem völlig untrainierten Körper kann man nicht an einem Kurs für Ballett-Tänzer teilnehmen, ohne sich möglicherweise zu schaden. Man muss mit einigen einfachen Übungen anfangen. So mancher Geist ist zerstreut, ruhelos, leidenschaftlich und unfähig, sich zu konzentrieren, oder er ist träge und faul und nicht in Lage, einen konstruktiven Gedanken zu fassen. In anderen Fällen besitzt der Geist zwar genügend Energie, verweilt aber nur auf den angenehmen Seiten des Lebens, während er vor den unangenehmen Seiten zurückschreckt. Aber jeder Geist kann, ungeachtet seiner gegenwärtigen Natur, letztendlich diszipliniert und transformiert werden und sich konzentrieren, um den Zustand des vollkommenen Yoga zu erreichen.

**3. Dann ruht der Mensch in seinem wahren Wesen**

Wenn der See des Geistes klar und ruhig wird, erkennt der Mensch, wie er wirklich ist, immer war und immer sein wird. Er weiß, dass er der Atman ist. Seine »Persönlichkeit«, seine irrige Annahme, ein getrenntes, isoliertes Individuum zu sein, schwindet. »Patanjali« ist lediglich eine äußere Hülle, die er wie einen Mantel oder einer Maske nach Belieben anlegen oder ablegen kann. Eine solche Person betrachtet man als frei und erleuchtet.

**4. Befindet er sich nicht im Zustand des Yoga, identifiziert sich der Mensch mit den Gedankenwellen seines Geistes.**

**5. Es gibt fünf Arten von Gedankenwellen, einige schmerzvoll, einige nicht schmerzvoll.**

Eine »schmerzvolle« Welle, wie Patanjali es ausdrückt, muss dem Verstand zunächst nicht als solche *erscheinen*. Eine Welle ist schmerzvoll, wenn sie ein größeres Ausmaß an Ignoranz, Abhängigkeit und Zwang mit sich bringt. Andererseits mag eine anfänglich schmerzvoll erscheinende Welle zur Kategorie der »nicht schmerzvollen« Wellen gehören, vorausgesetzt sie verschafft dem Geist größere Freiheit und vermehrtes Wissen. Patanjali würde eine lüsterne Welle als »schmerzvoll« bezeichnen, da Begierde, selbst wenn sie eine angenehme Befriedigung erfährt, Abhängigkeit, Eifersucht und Bindung an die begehrte Person hervorruft. Eine Welle des Mitleids würde er hingegen als »nicht schmerzvoll« beschreiben, da es sich dabei um eine selbstlose Emotion handelt, die die Fesseln unserer eigenen Ichsucht lockert. Beim Anblick des Kummers anderer mögen wir zutiefst leiden, aber unser Mitleid wird uns lehren, zu verstehen und uns zu befreien.

Diese Unterscheidung zwischen den beiden Arten von Gedankenwellen spielt für die eigentliche Ausübung der Yoga-Disziplin eine wesentliche Rolle, da die Gedankenwellen nicht alle zugleich beherrscht werden können. Zunächst müssen wir die »schmerzvollen« Wellen überwinden, indem wir Wellen erzeugen, die »nicht schmerzvoll« sind. Unseren Gedanken des Grolls, des Verlangens und der Täuschung müssen wir Gedanken der Liebe, Großherzigkeit und Wahrheit entgegensetzen. Erst sehr viel später, nachdem die »schmerzvollen« Gedankenwellen vollständig zum Schweigen gebracht wurden, können wir zur zweiten Stufe der Disziplin übergehen, der Beruhigung der »nicht schmerzvollen« Wellen, die wir bewusst erzeugt haben.

Die Vorstellung, selbst jene Gedankenwellen zu überwinden, die »gut«, »rein« und »wahrhaft« sind, mögen den in der westlichen Sichtweise von Moral unterrichteten Schüler zunächst schockieren. Denkt er darüber nach, wird er erkennen, dass dies so sein muss. Die äußere Welt ist selbst in ihren schönsten Erscheinungen und edelsten Manifestationen oberflächlich und flüchtig. Sie ist nicht die wahre Wirklichkeit. Wir dürfen sie nicht nur anschauen, sondern müssen durch sie hindurch blicken, um den Atman zu sehen. Gewiss ist es besser zu lieben, anstatt zu hassen, besser zu teilen, als zu horten, besser die Wahrheit zu sprechen, als zu lügen. Aber die Gedankenwellen, die zur Ausübung dieser Tugenden führen, sind Erregungen des denkenden Geistes. Wir alle kennen Beispiele von bewundernswerten ernsthaften Menschen, die so stark in die Sorgen einer Reformbewegung oder eines sozialen Hilfswerkes verwickelt sind, dass sie an nichts anderes denken können als an die Probleme ihrer täglichen Arbeit. Ihr Geist kommt nicht zur Ruhe. Sie sind ängstlich und rastlos. Der Geist des wahrhaft erleuchteten Menschen ist ruhig, nicht weil er den Nöten anderer aus Selbstsucht gleichgültig gegenübersteht, sondern weil er den Frieden des Atman in allen Dingen erkennt, selbst in den Erscheinungen von Elend, Krankheit, Streit und Mangel.

**6. Die fünf Arten der Gedankenwellen sind: Richtiges Wissen, falsches Wissen, verbale Täuschung, Schlaf und Erinnerung.**

**7. Die richtigen Arten des Wissens sind: Unmittelbare Wahrnehmung, Schlussfolgerung und Zeugnis der heiligen Schriften.**

Was unsere Sinne wahrnehmen, ist richtiges Wissen, vorausgesetzt wir unterliegen keiner Täuschung. Was wir aus unserer unmittelbaren Wahrnehmung schließen, ist ebenfalls richtiges Wissen, vorausgesetzt unsere Überlegungen sind richtig. Die heiligen Schriften basieren auf den überbewussten Erkenntnissen großer spiritueller Lehrer, die sie im Zustand des vollkommenen Yoga gewonnen haben. Auch diese sind wahres Wissen. Sie repräsentieren eine Art der Wahrnehmung, deren Unmittelbarkeit der Wahrnehmungen durch die Sinne bei weitem übersteigt. Die Wahrheiten, die sie lehren, können von jedem, dem diese überbewusste Schau zuteil wird, bezeugt werden.

**8. Falsches Wissen basiert nicht auf der wahren Natur seines Objekts.**

Das klassische Beispiel in der Yoga-Literatur ist ein Strick, der irrtümlich für eine Schlange gehalten wird. Aufgrund des falschen Wissens fürchten wir den Strick und versuchen, ihm auszuweichen oder ihn zu töten.

**9. Verbale Täuschung entsteht, wenn die Worte nicht mit den Tatsachen übereinstimmen.**

Eine typische Form verbaler Täuschung besteht darin, voreilige Schlüsse zu ziehen. Wir hören jemanden sprechen und machen uns ein überstürztes und ungenaues Bild von dem, was gesprochen wurde. Bei politischen Reden gibt es oft eine doppelte Täuschung. Der Redner glaubt, dass seine Worte einer Tatsache entsprechen, während die Zuhörer sie mit einer anderen verknüpfen – und beide liegen falsch. Ausdrucksweisen in Zeitung und Radio, wie »der Geist der Demokratie«, die »amerikanische Lebensart« und so fort, bergen eine Fülle von verbalen Täuschungen.

**10. Schlaf ist eine Gedankenwelle über nichts.**

Traumloser Schlaf bedeutet nicht das Fehlen von Gedanken, sondern eine positive Erfahrung von Nichts. Er darf daher nicht mit dem wellenlosen Zustand des Yoga verwechselt werden. Gäbe es während des Schlafens keine Gedanken, könnten wir uns beim Erwachen nicht daran erinnern, nichts gewusst zu haben. In *Indian Philosophy* schreibt S. Radhakrishnan, dass Herr X. nach einem guten Schlaf weiter Herr X. bleibt, da sich seine Erfahrungen wieder mit dem verbinden, das bestand, als er sich schlafen legte. Sie verknüpfen sich mit seinen eigenen Gedanken und gleiten nicht zu denen eines anderen. Eine solche Kontinuität der

Erfahrung zwingt uns, ein dauerhaftes Selbst anzuerkennen, das allen Bewusstseinsinhalten zugrunde liegt.

**11. Erinnerung bedeutet, wenn einmal wahrgenommene Objekte nicht vergessen werden, sondern wieder ins Bewusstsein zurückkehren.**

Bei der Erinnerung handelt es sich um eine Art sekundärer Gedankenwelle. Eine Welle unmittelbarer Wahrnehmung verursacht eine kleinere Welle oder eine Reihe winziger Wellen. Die Gedanken während des Schlafens rufen ebenfalls kleinere Wellen hervor, die wir Träume nennen. Zu träumen heißt, sich während des Schlafes zu erinnern.

**12. Sie werden mittels Übung und Nichtbindung beherrscht.**

**13. Übungen sind die wiederholte Anstrengung, den Disziplinen zu folgen, die zur dauerhaften Gedankenbeherrschung führen.**

**14. Übungen wurzeln tief, wenn sie über einen langen Zeitraum hin ununterbrochen mit tiefer Hingabe ausgeführt werden.**

**15. Nichtbindung bedeutet Selbstbeherrschung, die Freiheit von der Begierde nach dem, was man sieht oder hört.**

Die Gedankenwellen können in zwei entgegengesetzte Richtungen gelenkt werden, zur objektiven Welt (»dem Willen zu begehren«) oder zur wahren Selbsterkenntnis (»dem Willen zur Freiheit«). Übungen und Nichtbindungen sind daher unerlässlich. Das eine ohne das andere ist nutzlos und sogar gefährlich. Bemühen wir uns um geistige Disziplin, ohne die Gedanken des Begehrens zu beherrschen, führt dies zu einer heftigen Erregung des Geistes, der unter Umständen dauerhaft aus dem Gleichgewicht gerät. Befassen wir uns andererseits allein mit einer starren negativen Gedankenkontrolle, ohne ihr Wellen des Mitgefühls, der Hingabe und Liebe entgegenzusetzen, mag das Ergebnis noch tragischer sein. Daher kann es geschehen, dass manch strenger Puritaner aus unerklärlichen Gründen plötzlich Selbstmord begeht. Er unternimmt den kalten, strengen Versuch, »gut« zu sein, das heißt, keine »schlechten« Gedanken zu denken. Versagt er, was menschlich ist, verkraftet er diese Demütigung nicht, wobei es sich letztlich nur um verletzten Stolz und innere Leere handelt. In den taoistischen Schriften heißt es: »Der Himmel wappnet jene mit Mitleid, die er nicht vernichtet sehen möchte.«

Die auszuübenden geistigen Disziplinen, die acht »Glieder« des Yoga, werden zur gegebenen Zeit beschrieben. Ausdauer ist unerlässlich. Kein vorübergehendes Versagen, so schmachvoll und erniedrigend es auch sein mag, darf als Entschuldigung dienen, aufzugeben. Wenn wir beim Skifahren anfangs hinfallen, schämen wir uns doch auch nicht. Wir raffen uns auf und versuchen es aufs Neue. Es kümmert uns nicht, ob man uns auslacht oder verspottet. Nur der Heuchler schert sich darum, welchen Eindruck er bei den Zuschauern hinterlässt. Zu versagen, ist in Wahrheit unbedeutend, solange man nicht völlig aufgibt. Ein Fehlschlag mag sogar ein Segen und somit eine nützliche Lektion sein.

Sich nicht zu binden, bedeutet, zu unterscheiden. Wir werden die »schmerzvollen« oder unreinen Gedanken allmählich in den Griff bekommen, wenn wir uns fragen: »Warum begehre ich diesen Gegenstand eigentlich? Welchen dauerhaften Vorteil wird mir sein Besitz bringen? In welcher Weise könnte er mir von Nutzen sein, tiefere Erkenntnis und größere Freiheit zu gewinnen?« Die Antworten auf solche Fragen sind bestürzend. Sie zeigen uns, dass das begehrte Objekt als Mittel zur Befreiung nicht nur nutzlos, sondern möglicherweise sogar schädlich ist, da es zur Unwissenheit und Knechtschaft führt. Im Grunde genommen begehren wir nicht das Objekt als solches, sondern hegen lediglich den Wunsch, etwas zu begehren, ein Zeichen unseres ruhelosen Geistes.

In ruhigen Momenten lässt sich dies verhältnismäßig leicht einsehen. Unsere Fähigkeit, sich nicht zu binden, wird auf den Prüfstand gestellt, sobald eine Woge des Ärgers, der Wollust oder der Gier den Geist überrollt. Dann bedarf es einer gewaltigen Willensanstrengung, sich darauf zu besinnen, was der Verstand bereits erkannt hat, dass diese Woge und das Sinnesobjekt, das sie hervorgerufen hat, sowie das Ichbewusstsein, das sich mit dieser Erfahrung identifiziert, vorübergehend und oberflächlich sind und nicht der Realität entsprechen.

Die Nichtbindung mag sich sehr langsam einstellen. Aber selbst die frühen Stadien werden durch ein neuartiges Gefühl von Freiheit und Frieden belohnt. Man darf sie niemals als Härte, eine Art unbarmherziger schmerzhafter Selbstquälerei, betrachten. Darauf zu achten, sich nicht zu binden, verleiht selbst den gewöhnlichsten Ereignissen eines öden Tages Wert und Bedeutung. Unser Leben ist nicht mehr langweilig. Je mehr Selbstbeherrschung wir gewinnen, desto deutlicher erkennen wir, dass wir auf nichts verzichten müssen, was wir wirklich benötigen oder erstreben. Wir befreien uns lediglich von eingebildeten Bedürfnissen und Wünschen. Auf diese Weise erstarkt die Seele, bis sie auch die schlimmsten Härtefälle des Lebens gelassen und heiter hinnimmt. Christus sprach: »Denn mein Joch ist sanft und meine Bürde ist leicht.« Mit diesen Worten wollte er zum Ausdruck bringen, dass ein gewöhnliches Leben, in dem sich die Sinne binden und es an Unterscheidungsvermögen fehlt, schmerzlicher zu ertragen ist als eine Disziplin, die uns befreit. Diese Aussage erscheint uns unverständlich, weil man uns gelehrt hat, das irdische

Dasein Christi als tragisch zu betrachten, als glorreich und inspirierend, das aber dennoch am Kreuz endete. Wir sollten uns lieber fragen: »Was wäre leichter: Mit der Erleuchtung und Freiheit eines Christus am Kreuz zu hängen oder dort in der Ignoranz, Todesqual und Knechtschaft eines armen Diebes zu leiden?« Das Kreuz mag ohnehin auf uns zukommen, ob wir bereit und fähig sind, es anzunehmen oder nicht.

**16. Wenn man den Atman kennt und aufhört, irgendeine Manifestation der Natur zu begehren, hat man die höchste Stufe der Nichtbindung erreicht.**

Sich an nichts zu binden, bedeutet nicht, gleichgültig zu sein. Dies muss immer wieder betont werden. Viele Leute verwerfen die Ziele der Yoga-Philosophie als »unmenschlich« und »selbstsüchtig«, da sie glauben, Yoga verlange eine bewusste und schroffe Ablehnung aller Menschen und Dinge, um die eigene Erlösung zu gewinnen. In Wahrheit verhält es sich genau umgekehrt. Die menschliche Liebe ist das höchste Gefühl, das die meisten von uns kennen. Es befreit uns bis zu einem gewissen Ausmaß von unserem Egoismus gegenüber einem oder mehreren Mitmenschen. Dennoch bleibt die menschliche Liebe besitzergreifend und wählerisch. Der Liebe zum Atman fehlen beide Aspekte. Wir gestehen gerne ein, dass es besser ist, den anderen um seiner selbst willen und nicht wegen seiner Schönheit, Intelligenz, Stärke, seines Humors oder irgendeiner anderen Eigenschaft zu lieben. Was die Mitmenschen »wirklich sind«, ist der Atman und nichts weniger. Den Atman in uns zu lieben, heißt, ihn in allem zu lieben. Was wiederum bedeutet, über die Manifestation der Natur hinaus zu der wahren inneren Natur vorzudringen. Der Verstand vermag eine solch allumfassende Liebe nicht zu begreifen, und doch ist sie nur eine grenzenlose Vertiefung und Erweiterung der begrenzten Liebe, die wir alle kennen. Selbst wenn man jemanden in der üblichen menschlichen Weise liebt, erhascht man einen flüchtigen Blick im tiefen Inneren dieser Person, das überwältigend, ehrfurchtgebietend und ewig ist. In unserer Ignoranz denken wir, das dieses »Etwas« einzigartig ist. Er oder sie, behaupten wir, ist einmalig. Die äußeren Manifestationen, der Charakter, die individuellen Eigenschaften der geliebten Person und wie unser Ichbewusstsein darauf reagiert, trüben und verdunkeln unsere Wahrnehmung der Wirklichkeit. Trotzdem handelt es sich bei dieser flüchtigen Wahrnehmung um eine unbestreitbare geistige Erfahrung, die uns ermutigen sollte, unseren Geist zu läutern, um ihn auf die unendlich größere Liebe, die uns stets erwartet, vorzubereiten. Diese Liebe ist nicht ruhelos und flüchtig wie die irdische Liebe. Sie ist gewiss, ruhig und ewig. Es gibt kein Begehren, da liebende und geliebte Person eins werden.

In der Bhagavad-Gita heißt es:

> *Beständig fließt Wasser in das Meer, ohne dessen Ruhe zu stören. Begierde fließt in den Geist des Sehers, ohne ihn zu beunruhigen. Der Seher kennt den Frieden… Frieden kennt der, der das Verlangen vergessen hat. Er lebt, ohne zu begehren, frei vom Ego, frei von Stolz.*

**17. Die Konzentration auf ein einzelnes Objekt kann vier Stufen erreichen, Untersuchung, Unterscheidung, friedvolle Freude und einfache Wahrnehmung der Individualität.**

Um diesen und den folgenden Aphorismus zu verstehen, müssen wir den Aufbau des Universums betrachten, wie er in der Vedanta-Philosophie dargelegt wird. (Vedanta ist eine Philosophie, die auf den Lehren der Veden, den frühen heiligen Schriften der Hindus, basiert.) Wenden wir uns zunächst der grundlegenden Wirklichkeit zu. Wie wir bereits gesehen haben, versteht man darunter das innerste Selbst, den Atman einer jeden Kreatur und eines jeden Objektes. Spricht man von der absoluten Wirklichkeit im universalen Sinne, wird sie *Brahman* genannt. Für den westlichen Schüler mag dies zunächst verwirrend klingen, obgleich ihm der Gedanke nicht fremd sein sollte, da die christliche Terminologie eine ähnliche Unterscheidung kennt. Man spricht von dem immanenten und dem transzendenten Gott. In der hinduistischen wie in der christlichen Literatur stößt man immer wieder auf diesen vermeintlichen Widerspruch, dass Gott allgegenwärtig ist, im Inneren wie im Äußeren. Er weilt im Atom und in allen Dingen. Es handelt sich stets um dieselbe Wirklichkeit, dieselbe Gottheit, die in ihrer jeweiligen Beziehung zum Kosmos betrachtet wird. Diese beiden Beziehungen belegt man mit zwei unterschiedlichen Ausdrücken, damit es uns leichterfällt, darüber nachzusinnen. Es besteht keine Dualität. Atman und Brahman sind ein und derselbe.

Was ist dieser Kosmos? Woraus besteht er? Der Vedanta lehrt uns, dass der Kosmos aus *Prakriti* geschaffen wurde, dem elementaren, undifferenzierten Stoff von Geist und Materie. Prakriti wird als die Kraft oder Wirkung von Brahman bezeichnet, vergleichbar mit der Hitze, die eine Kraft oder Auswirkung des Feuers ist. Ebenso wie die Hitze nicht ohne Feuer existieren kann, das sie hervorbringt, vermag Prakriti nicht ohne Brahman zu bestehen. Beide sind auf ewig untrennbar, da Brahman Prakriti verursacht und hervorbringt.

In diesem Punkt vertrat Patanjali dahingehend eine andere Meinung als die Vedanta-Philosophie, dass er den Purusha oder Atman und Prakriti als zwei getrennte Wesenheiten betrachtete, beide gleichermaßen wirklich und ewig. Da er andererseits glaubte, dass der individuelle Purusha vollkommen befreit und von Prakriti getrennt werden könne, stimmte er mit der Vedanta-

Philosophie überein, was Zweck und Ziel eines spirituellen Lebens betrifft.

Warum bringt Brahman Prakriti hervor? Diese Frage vermag keine Philosophie zu beantworten, da der menschliche Intellekt in Prakriti eingebettet ist und somit deren Natur nicht begreifen kann. Ein großer Seher mag im Zustand des perfekten Yoga die Beziehung zwischen Brahman und Prakriti erkennen, ohne in der Lage zu sein, uns seine Erkenntnis logisch und sprachlich zu vermitteln, da aus absoluter Sicht Prakriti nicht existiert. Einerseits ist sie nicht die Wirklichkeit – und doch ist sie nichts anderes. Sie ist die Wirklichkeit, wie sie unseren Sinnen erscheint, verzerrt, begrenzt und falsch gedeutet. Wir mögen die Beteuerung des Sehers, dass dem so ist, als Hypothese annehmen, aber unser Verstand taumelt angesichts dieses überwältigenden Mysteriums. Da es uns an der mystischen Erfahrung fehlt, bleibt uns nur, wie Shelley es tat, auf die Bildersprache zurückzugreifen:

*Das Leben, das einer bunten Glaskuppel gleicht,*
*befleckt den strahlenden Glanz der Ewigkeit.*

Obwohl diese Aussage aus philosophischer Sicht nicht eindeutig sein mag, da nicht klar ist, was Shelley hier unter »Leben« versteht, bietet sie ein wunderbares Bild. Betrachten wir Brahman als den strahlenden Glanz, repräsentiert Prakriti die Farben, die die wahre Natur der Strahlen verhüllen.

Prakriti ist der elementare, undifferenzierte Stoff von Geist und Materie. In welcher Beziehung steht sie zu den in hohem Grad differenzierten Erscheinungsformen? Um diese Frage beantworten zu können, müssen wir den Verlauf einer Schöpfung bis zu ihren Anfängen zurückverfolgen. Wir sprechen bewusst von »einer Schöpfung«, da die Hindu-Philosophie Erschaffung und Auflösung als einen sich endlos wiederholenden Prozess betrachtet. Wenn sich das Universum von Zeit zu Zeit auflöst oder scheinbar auflöst, kehrt es in die undifferenzierte Prakriti zurück und verweilt dort eine Zeit lang in einem potenziellen »Samenzustand«. Wie verhält es sich mit seiner Neuschöpfung? Prakriti besteht aus drei Kräften oder *gunas* – aus *sattva, rajas* und *tamas*. Diese Gunas durchwandern Phasen des Gleichgewichts und Phasen des Ungleichgewichts. Ihre gegenseitige Beziehung zueinander äußert sich in fortwährender Veränderung. Solange die Gunas im Gleichgewicht stehen, bleibt Prakriti undifferenziert. Das Universum existiert nur in seinem potenziellen Zustand. Sobald das Gleichgewicht gestört wird, beginnt eine Neuschöpfung des Universums. Die Gunas bewirken eine ungeheure unregelmäßige Vielfalt an Kombinationen, wobei der eine oder andere Guna die übrigen überwiegt. Daraus ergeben sich die zahlreichen unterschiedlichen physischen und psychischen Phänomene, die unsere Erscheinungswelt ausmachen. Eine solche Welt fährt fort, ihre Formen weiterhin zu vervielfachen und zu vervielfältigen, bis die drei Gunas erneut ein vorübergehendes Gleichgewicht finden. Es beginnt eine neue Phase undifferenzierter Möglichkeiten. (Der wissenschaftlich orientierte Schüler mag die Vedanta-Kosmologie mit den jüngsten Theorien der Atomphysik vergleichen und viele Ähnlichkeiten zwischen beiden Systemen feststellen.)

Bisweilen werden die drei Gunas als »Energien« oder »Eigenschaften« bezeichnet, aber es gibt kein Wort, das ihre eigentliche Natur und Funktion umschreibt. Zusammengenommen mag man sie als eine Dreiheit entgegengesetzter Kräfte betrachten, die sich dennoch ergänzen. Im Evolutionsprozess bildet Sattva die Essenz der zu verwirklichenden Form, Tamas das dieser Verwirklichung entgegenstehende inhärente Hindernis und Rajas die Kraft, durch die dieses Hindernis beseitigt und die vollkommene Form manifestiert wird. Betrachten wir ein irdisches Beispiel. Ein Bildhauer möchte die Skulptur eines Pferdes schaffen. Seine Vorstellung von der Gestalt dieses Pferdes wurde ihm von Sattva eingegeben. Er beginnt mit einem Tonklumpen. Dieser Ton spiegelt die Kraft von Tamas wider, dessen Formlosigkeit ein Hindernis bildet, das es zu überwinden gilt. Vielleicht durchzieht eine Spur von Tamas auch den Geist des Bildhauers und lässt ihn denken: »Es wird mich viel Mühe kosten. Es ist zu schwierig. Ich bin erschöpft.« Da kommt ihm die Kraft von Rajas zur Hilfe.

In diesem Fall stellt Rajas nicht nur den Willen des Bildhauers dar, seine eigene Lethargie und den Widerstand des Materials zu überwinden, sondern ebenfalls die Muskelkraft, die er einsetzen muss, um sein Werk zu vollenden. Wird ausreichend Rajas erzeugt, kann das Hindernis von Tamas überwunden und die Idealform von Sattva in einem greifbaren Tonobjekt verkörpert werden. Dieses Beispiel zeigt, dass ein Schöpfungsakt aller drei Gunas bedarf. Mit Sattva alleine bliebe es bei einer Vorstellung. Rajas ohne Sattva bedeutete nicht ausgerichtete Energie, und Rajas ohne Tamas wäre wie ein Hebel ohne Angelpunkt.

Betrachtet man die Gunas im Einzelnen, erkennt man, dass Sattva alles wiedergibt, was rein, ideal und ruhig ist, während Rajas sich in Tätigkeit, Bewegung und Intensität zum Ausdruck bringt und Tamas das Prinzip der Festigkeit, Beharrlichkeit und Trägheit darstellt. Diese drei Gunas sind in allem enthalten, wobei stets ein Guna vorherrscht.

So dominiert Sattva im Sonnenlicht, Rajas im ausbrechenden Vulkan und Tamas in einem Granitblock. Im menschlichen Geist liegen die drei Gunas gewöhnlich höchst unausgewogen vor, was unsere zahlreichen Stimmungsschwankungen im Laufe eines einzigen Tages erklärt. Sattva ist für unsere inspirierenden Momente, selbstlose Zuneigung, stille Freude und meditative Ruhe verantwortlich.

Rajas treibt uns zu Wutausbrüchen und aufflammenden Gelüsten. Es macht uns ruhelos und unzufrieden, trägt aber auch die Verantwortung für unsere positiven Phasen konstruktiver Tätigkeit, Energie, Begeisterung und Mut.

Tamas ist der geistige Sumpf, in den wir versinken, wenn Sattva und Rajas nicht länger überwiegen. Im Zustand von Tamas entfalten wir unsere schlimmsten Eigenschaften wie Faulheit, Dummheit, Halsstarrigkeit und hilflose Verzweiflung. Die Bhagavad-Gita widmet den drei Gunas und ihren Manifestationen mehrere Kapitel. Dem Übenden wird geraten, die Gunas mittels disziplinierter Unterscheidungskraft zu überwinden. Wir haben diese Disziplin in Zusammenhang mit den Gedankenwellen bereits angesprochen, denn diese sind die Widerspiegelungen der drei Guna-Kräfte. In der Gita heißt es: »Ein Mensch, der das Licht von Sattva, die Aktivität von Rajas oder die Täuschung von Tamas nicht hasst, solange sie herrschen, und sich auch nicht nach ihnen sehnt, wenn sie geschwunden sind, ein solcher Mensch hat die Gunas überwunden. Sein Gleichmut kann nicht durch die Gunas gestört werden, da dieser Mensch weiß, dass sie es sind, die alles bewirken. Diese Einsicht wird er niemals verlieren. Er verharrt in der inneren Ruhe des Atman. Für ihn sind Glück und Leid ein und dasselbe.«

Die Wechselwirkung der Gunas liefert die treibende Kraft für den Schöpfungsprozess, dessen Phasen wir eingehender betrachten wollen. Die Hindu-Philosophie bezeichnet die erste Evolutionsstufe aus der undifferenzierten Prakriti als *mahat*, »die große Ursache«. Mahat ist das kosmische Ichbewusstsein, das Heraufdämmern undifferenzierten Bewusstseins. Die Genesis spricht von dem Geist, der über den Wassern schwebte. Aus Mahat entwickelt sich Buddhi, das Unterscheidungsvermögen, und aus Buddhi Ahamkara, das individuelle Ichbewusstsein. Aus Ahamkara zweigen die Entwicklungslinien in drei verschiedene Richtungen ab. Es entstehen Manas oder die Wahrnehmungsfähigkeit, die fünf Sinnesorgane (Sehen, Riechen, Hören, Schmecken und Fühlen), die fünf Tätigkeitsorgane (Zunge, Füße, Hände sowie die Organe der Entleerung und der Zeugung) und die fünf *tanmatras*, die subtile innere Essenz von Laut, Gefühl, Anblick, Geschmack und Geruch. Diese Tanmatras bilden aufgrund dessen, dass sie fortwährend neue Verbindungen eingehen, die fünf groben Elemente – Erde, Wasser, Feuer, Luft und Äther – aus denen sich die äußere Welt zusammensetzt.

Die Schöpfung wird hier also als eine nach außen gerichtete Entwicklung beschrieben, vom undifferenzierten zum differenzierten Bewusstsein, vom Geist zur Materie. Das reine Bewusstsein wird allmählich von zunehmend gröber und dicker werdenden Schichten des Nichtwissens und der Differenzierung überdeckt, bis der Prozess mit der äußeren physischen Oberfläche der sichtbaren und greifbaren Welt zum Stillstand kommt.

Diesen Evolutionsvorgang müssen wir uns klar vor Augen halten, wollen wir die Meditationstechnik des Pantanjali verstehen. Meditation ist der rückwärtsverlaufende Evolutionsprozess. Beginnend mit der Oberfläche des Lebens, wendet sich der meditierende Geist auf der Suche nach der Ursache der Erscheinung und dem Urgrund der Ursache nach innen, bis er die absolute Wirklichkeit erreicht hat.

Betrachten wir die vier Stufen der »Konzentration auf ein einzelnes Objekt«. Sie wird der höheren, im nächsten Aphorismus beschriebenen Konzentration gegenübergestellt, einer Konzentration, die tiefer als alle Objekte dringt und sich mit dem reinen, undifferenzierten Bewusstsein vereinigt. Die Konzentration auf ein einzelnes Objekt ist eine unerlässliche Vorstufe, die den Geist, wird sie intensiv praktiziert, bis an die Grenzen undifferenzierter Materie zu bringen vermag.

Die Beschreibung dieser vier Stufen lässt sich nur unzureichend in unsere Sprache übertragen, da es ihr an den entsprechenden

Ausdrücken fehlt. Die Stufe der »Untersuchung« wird erreicht, wenn sich der Geist vollkommen auf eines der groben Elemente konzentriert. Es folgt die Stufe der »Unterscheidung«, wenn der Geist die äußere materielle Schicht durchdringt und sich an die Tanmatras, die innere subtile Essenz, heftet. Es folgt die Stufe des »freudigen Friedens«, auf der wir uns auf die inneren Wahrnehmungskräfte oder den Geist selbst konzentrieren. Die letzte Stufe, die der »schlichten Wahrnehmung der Individualität«, ist erreicht, wenn man sich in dem Wissen, dass »ich« weder »dies« noch »jenes« bin, furcht- und wunschlos auf das Ichbewusstsein in seiner einfachsten und elementarsten Form konzentriert.

Eine solche Konzentration zu erreichen, mag ein Leben lang dauern und ist schwierig genug, dennoch bewegt sie sich innerhalb von Prakriti. Aus diesem Grunde birgt sie Versuchungen und Gefahren. Das innere Wesen eines Objektes zu kennen, bedeutet, Macht über dieses Objekt zu gewinnen. Mit zunehmender Konzentration mag der Schüler plötzlich feststellen, dass er übernatürliche Kräfte besitzt, Kranke heilen, die Gedanken anderer lesen, in die Zukunft blicken oder bestimmte Naturkräfte beherrschen kann. Der Besitz solcher Kräfte birgt die ungeheure Gefahr, sie für gierige und ehrgeizige Eigenbelange zu missbrauchen. Es trifft leider zu, dass viele Menschen, die mit »okkulten« Dingen spielen, ausschließlich nach diesen Kräften trachten. Zum Glück für die Menschheit mangelt es diesen verantwortungslosen Dilettanten an der erforderlichen Ausdauer, so dass sie nicht viel erreichen.

Was zählt, ist die Reinheit der Beweggründe. In den Händen eines verantwortungsbewussten Arztes ist Kokain ein wirksames Schmerzmittel, in den Händen eines Süchtigen ein todbringender Zerstörer geistiger und körperlicher Gesundheit. Ein Heiliger nutzt übersinnliche Kräfte mit Umsicht und ohne sich an sie zu binden. Er strebt sie nicht an, um sie für persönliche Zwecke einzusetzen. Christus, der im Garten von Gethsemane den Knecht eines seiner Feinde heilte, wies es zurück, zum Schutze seines eigenen Lebens Gott um »mehr als zwölf Legionen Engel« anzurufen. Der unlautere und unreife Mensch vermag solche Kräfte nicht in der richtigen Weise einzusetzen und wird früher oder später sein eigenes Verderben herbeiführen.

In den Märchen aller Völker gibt es eine Fülle von symbolischen Hinweisen, die davor warnen, mit den übernatürlichen Kräften zu spielen. Nachdem er ihm einige Wünsche gewährt hat, wendet sich der Dämon, Kobold oder Zauberer gegen seinen Meister und ergreift Besitz von ihm, seinem Körper und seiner Seele. Dem aufrichtigen Sucher können derartige Kräfte nichts anhaben, da er ihren zufälligen Erwerb lediglich als Begleiterscheinung auf seinem Weg zur Erleuchtung betrachtet.

Patanjali behandelt diese Frage streng wissenschaftlich. Er beschreibt bestimmte Meditationstechniken und deren mögliche Folgen, wobei auch die übernatürlichen Kräfte zur Sprache kommen, vergleichbar mit einer medizinischen Abhandlung, die über unterschiedliche Arzneimittel, auch die gefährlichen, Auskunft gibt. Patanjali warnt uns davor, dass wir das höchste Ziel verfehlen, falls wir uns zu diesen übersinnlichen Kräften hingezogen fühlen. Wenn wir seine Warnung nicht beachten, haben wir es uns selbst zuzuschreiben.

**18. Die andere Art der Konzentration ist jene, bei der das Bewusstsein kein Objekt, sondern nur unterbewusste Eindrücke enthält, die verbrannten Samen gleichen. Sie wird erreicht, wenn die Gedankenwellen fortwährend durch die Übung der Nicht-Bindung in Schach gehalten werden.**

Sobald der Suchende den höchsten Grad an Konzentration auf ein einzelnes Objekt erreicht hat, vermag er die schwierigste Aufgabe in Angriff zu nehmen, das heißt, sich auf das Bewusstsein selbst zu konzentrieren. Dies ist der Zustand des vollkommenen Yoga, in dem man Prakriti und allem objektiven Wissen entgleitet und sich mit dem Atman, dem undifferenzierten universalen Bewusstsein, vereinigt.

Den Zustand des perfekten Yoga vermag man nur zu erreichen, wenn die Gedanken zur Ruhe gekommen sind und der Geist von all seinen Samskaras, den guten und den üblen, befreit wurde – wenn Patanjali aufhört zu glauben, er sei Patanjali, und weiß, dass er kein anderer ist als der Atman.

Die Yoga-Philosophie lehrt, dass es die Samskaras sind, die uns von Geburt zu Geburt treiben, vergleichbar mit der eingewurzelten Sucht eines Menschen, die ihn zwingt, trotz bewusster Abgeneigtheit und Willensanstrengung immer wieder Drogen zu nehmen. Wir mögen zwar ehrlich glauben und erklären, der Welt mit ihrem Wechselspiel von Freud und Leid, »den süßen und bitteren Früchten«, überdrüssig zu sein, aber im Grunde genommen sind wir es nicht, solange diese unterbewussten Neigungen bestehen. Unser Wunsch, zurückzukehren und erneut in die Sinneserfahrung zu stürzen, wurzelt weitaus tiefer, als wir erkennen. Unser körperlicher und psychischer »Katzenjammer«, unsere gelegentlichen Anfälle von Abscheu und Reue sind nichts dagegen. In einem seiner bedeutendsten Sonette beschreibt Shakespeare diesen Kreislauf von Anziehung und Abstoßung:

*Wollust, die kaum gestillt, Verachtung trifft,*
*Die sinnlos wird erjagt und kaum erhascht,*
*Sinnlos verabscheut wie verschlungnes Gift,*
*Ein Köder, daran toll wird, wer ihn nascht…*

Wurden die Samskaras ausgerottet und zerstört, was erforderlich ist, um den Zustand des vollkommenen Yoga zu erreichen, erstirbt das Verlangen nach Wiedergeburt. Wer in den Zustand des vollkommenen Yoga eintritt, ist »befreit«. Ist sein gegenwärtiges Leben beendet, bleibt er für immer mit dem Atman vereint. Diesen Zustand zu erreichen, bedeutet aber nicht notwendigerweise das Ende des irdischen Lebens. Trotz dieser höchsten geistigen Erfahrung haben Heilige jahrelang ihr Leben in der Welt der Erscheinungen fortgeführt, auf dieser Ebene gedacht, gesprochen und gehandelt, aber mit einem Unterschied: Die Gedanken, Worte und Taten eines befreiten Menschen gleichen »verbrannten Samen«, das heißt, sie tragen keine Früchte. Sie können nicht neue Samskaras hervorbringen, neue Abhängigkeiten oder Fesseln bewirken.

Im Sanskrit bezeichnet man eine geistige oder physische Handlung als *karma*. Das Wort Karma steht ebenfalls für die Folgen dieser Tat und beschreibt somit, was wir unser »Schicksal« nennen. Unser sogenanntes Schicksal ist nichts anderes als die Summe der Folgen unserer vergangenen Handlungen in diesem und in früheren Leben. Hat ein Mensch die Befreiung durch Yoga erlangt, erzeugen seine Taten kein neues Karma mehr. Sein verbleibendes irdisches Leben wird nur noch von dem Karma beherrscht werden, das bereits vor seiner Befreiung existierte. Er gleicht einem Schauspieler bei der letzten Aufführung. Er weiß, dass das Spiel keine Wiederholung finden wird, ungeachtet dessen, wie gut er seine Rolle spielt, ob die Zuhörer pfeifen oder applaudieren. Er kann mit seiner Darbietung weder gewinnen noch verlieren, muss sie aber zu Ende führen, bis der Vorhang zum letzten Mal fällt und er heimgehen kann.

Was die Handlungen eines Menschen betrifft, der Befreiung erlangt hat, sagt der Philosoph und Heilige Shankara: »Solche Handlungen geschehen sozusagen aus der Erinnerung. Sie gleichen den im Gedächtnis haften gebliebenen Handlungen eines Traumes.«

**19. Bleiben bei einer solchen Konzentration Bindung und damit Unwissenheit bestehen, wird der Sucher den Zustand der körperlosen Götter erreichen oder in die Naturkräfte eingehen.**

Zur Befreiung kann allein eine Konzentration führen, in der es keine Bindung gibt. So sehr wir uns auch anstrengen mögen, unser Lohn richtet sich stets nach unserem Begehren. Gilt unser Streben allein der Befreiung und arbeiten wir entschlossen darauf hin, wird sie uns zuteil werden. Sehnen wir uns stattdessen nach Macht und Vergnügen, werden wir es nicht nur in dieser Welt und in dieser menschlichen Gestalt, sondern danach in anderen Welten und Formen erhalten. Es heißt, die Konzentration auf eines der groben Elemente oder auf die Sinnesorgane versetze uns in den Zustand körperloser Götter, während uns die Konzentration auf den Verstand oder das Ichbewusstsein mit den Naturkräften eins werden und Teile des Universums beherrschen lässt.

Wenn der Hindu von Himmel und Hölle spricht, dann nicht im herkömmlichen christlichen Verständnis. Für ihn liegen beide innerhalb von Prakriti. Er glaubt an die Existenz vieler nicht irdischer Existenzebenen, einige voller Höllenqualen und andere erfüllt von himmlischen Freuden. Dem Karma, das wir hier auf der Erde angehäuft haben, entsprechend, mögen wir nach dem Tode auf der einen oder anderen Ebene eine Zeit lang verweilen. Hat sich das negative oder positive Karma erschöpft, kehren wir in ein erneutes Erdendasein zurück, das nach dem Glauben der Hindus die einzige Möglichkeit bietet, uns aus freiem Willen durch den Yoga mit dem Atman zu vereinen.

Die Sehnsucht nach dem Himmel ist ein weitaus niedrigeres Begehren als das Streben nach Befreiung. In der gesamten Hindu-Literatur tritt dieser Unterschied deutlich hervor. Wenn Sri Krishna Arjuna tadelt, weil er sich in die Probleme der Erscheinungswelt vertieft, spricht er von dem Menschen, »der *allein* auf den Himmel hofft«. In ähnlicher Weise bringt es Emerson in seinem Gedicht »Brahma« zum Ausdruck:

*Die starken Götter sehnen sich nach meiner Wohnung*
*Und trachten vergeblich nach dem siebten Himmel.*
*Doch du, der du das Gute in Demut liebst,*
*Erkenne mich und wende dem Himmel den Rücken.*

»Die starken Götter« sind in Wahrheit keineswegs stark. Sie sind gefangen in Prakriti. Ihr Verlangen nach Macht fesselt sie an dieses Weltall. Sie gehören zu jenen, denen es nicht gelang, sich zu konzentrieren, ohne sich zu binden. In der Katha-Upanishad gesteht es Yama, der Gott des Todes, im Gespräch mit Nachiketa offen ein: »Ich weiß, dass irdische Güter nur bis zum Morgen überdauern. Habe ich nicht selbst das Feueropfer durchgeführt, als ich König des Todes werden wollte? Das aber war ein flüchtig Ding, vollzogen mit vergänglichen Dingen. Und so ist meine Belohnung gering, denn meine Herrschaft wird nur einen Augenblick lang dauern.«

Yama weiß, dass er eines Tages sein Reich verlassen muss, um als Mensch wiedergeboren zu werden. Dann und erst dann wird sich ihm erneut die Gelegenheit bieten, dem Himmel den Rücken zuzukehren und die Vereinigung mit dem Atman, die einzig wahre Unsterblichkeit, anzustreben.

**20. Der aufrichtige Sucher erreicht Konzentration durch Glauben, Energie, Sammlung, Versenkung und Erleuchtung.**

Die Agnostiker verwenden den Begriff »Glaube« oft in verächtlichem Sinne. Sie denken dabei an die Menschen, die alle Dogmen und Glaubensbekenntnisse blind akzeptieren, ohne sie zu hinterfragen, alles nachplappern, was man sie gelehrt hat, und sich für Zweifel und Logik verschließen. Einem solchen »Glauben« sollte man sich widersetzen. Er beruht auf Trägheit, Starrsinn, Ignoranz und Furcht. Aufgrund seiner strengen Unnachgiebigkeit kann er leicht erschüttert und völlig zerstört werden.

Dies ist nicht der wahre Glaube, der Glaube, von dem Patanjali spricht. Wahrer Glaube ist flexibel, undogmatisch, offen für Zweifel und Vernunft und stets im Fluss. Er gleicht nicht einem Bilderrahmen, einer dauerhaften Begrenzung, sondern einer Pflanze, die fortwährend wächst und neue Sprossen treibt. Für den Anfang genügt ein Same, ein gewisses Interesse für die Möglichkeit eines spirituellen Lebens. Vielleicht lesen wir eine Passage in einem Buch, die uns bewegt, oder begegnen einem Menschen, der aufgrund von Meditationsübungen oder spirituellen Disziplinen einen gewissen Grad an Weisheit und innerer Ruhe erreicht hat. Unser Interesse wird geweckt, da hier vielleicht die Lösung unserer Probleme liegt. Obwohl wir nicht sicher sind, ob wir diesen Weg beschreiten sollen, entschließen wir uns, es zu versuchen.

Nehmen wir an, jemand leidet unter Verdauungsstörungen. Eines Tages fällt ihm ein Diätbuch in die Hände oder er begegnet einem Arzt, der ihm erklärt, die Störung könne behoben werden, wenn er seine Anweisungen befolge. Natürlich muss er das Buch nicht akzeptieren oder dem Arzt blind glauben, wohl aber die Möglichkeit einer Heilung in Betracht ziehen und davon ausgehen, dass die Diät bei ihm anschlagen könnte. Er muss es versuchen, ehe er mit Sicherheit behaupten kann, dass die Diät wirksam ist. Das Gleiche gilt für die geistige Diät, die von den großen Lehrern empfohlen wird. Man muss den Schriften und den Worten des Lehrers zunächst einmal Vertrauen schenken.

Außerdem bedarf es angewandter Energie. Ohne Energie vermag man nicht Tag für Tag Anweisungen zu befolgen und ihren tatsächlichen Wert zu ermessen. Buddha zufolge ist Trägheit die größte aller Sünden. Tamas ist der niedrigste Zustand der Natur und des menschlichen Geistes.

Zum Glück gleicht die Energie einem Muskel, den man trainieren kann, damit er stark wird, eine simple doch offensichtliche Tatsache, die immer wieder in Erstaunen versetzt. Jeder kreative Künstler kennt Tage scheinbarer Leere und mangelnder Inspiration, an denen er sich zur Arbeit zwingen muss. Nach Stunden vergeblichen Bemühens wird seine Ausdauer plötzlich belohnt. Er ist erfüllt von Ideen und Begeisterung. Bei all unseren Unternehmungen spielt unser kleines tägliches Bemühen eine wesentliche Rolle. Die Muskeln unserer Energie müssen fortwährend trainiert werden, damit wir mit der Zeit Schwungkraft und Zielstrebigkeit erlangen.

Während der Glaube durch persönliche Erfahrung erstarkt und die Energie mittels Übungen zunimmt, beginnen sich die über das gesamte Mentalfeld verstreuten Gedanken zu sammeln und auf ein einziges Ziel auszurichten, die Erkenntnis des Atman. Im Laufe der Übungen versenken wir uns immer tiefer in den Gedanken an das, was wir suchen, bis unsere Versenkung in Erleuchtung aufgeht und wir erkennen.

**21. Rascher Erfolg im Yoga stellt sich für diejenigen ein, die ihn mit intensiver Energie betreiben.**

**22. Der Erfolg richtet sich nach den Mitteln, die eingesetzt werden, ob sie schwach, mittel oder intensiv sind.**

Theoretisch gesehen, gibt es keinen Grund, warum wir den Zustand des perfekten Yoga nicht innerhalb einer einzigen Sekunde erreichen sollten, da der Atman stets in uns ist und die Tatsache, dass wir dies nicht erkennen, augenblicklich beseitigt werden könnte. In der Praxis jedoch verzögert sich unserer Erfolg wegen unseres vergangenen Karmas, unserer gegenwärtigen Ängste und Wünsche und der relativen Stärke unserer Energie. Der erforderliche Zeitraum lässt sich nicht verallgemeinern. Im jeweiligen Einzelfall mag er Monate, Jahre oder mehrere Leben umfassen. Gewiss ist nur, dass selbst die geringste Bemühung zählt. Je stärker die Anstrengung, desto rascher der Erfolg.

**23. Konzentration mag auch durch Hingabe an Ishvara erlangt werden.**

**24. Ishvara ist eine Wesenheit besonderer Art, die nicht von Ignoranz und deren Folgen berührt wird und weder dem Karma noch den Samskaras oder den Früchten der Handlungen unterworfen ist.**

An dieser Stelle weist Patanjali zum ersten Mal auf die Vorstellung von Gott hin. Nach der Vedanta-Philosophie ist Ishvara der höchste Lenker des Universums, das er erschafft, erhält und zerstört. Auf Brahman, die absolute Wirklichkeit, trifft dies im eigentlichen Sinne nicht zu, da Brahman laut Definition keine Attribute besitzt. Ishvara ist Brahman in Prakriti. Er entspricht in gewisser Weise Gottvater in der christlichen Tradition.

Wesentlich in diesem Zusammenhang ist der Aspekt der Hingabe. Wie wir gesehen haben, *kann* die Befreiung ohne Hingabe an Gott erreicht werden, ein schwieriger Weg, der die Gefahr von Ehrgeiz und Stolz in sich birgt. Die Hingabe an eine persönliche Vorstellung von Gott bringt eine natürliche Tendenz zu Demut und Dienen mit sich. Sie mildert die Trockenheit intellektueller Urteilskraft und bewirkt die höchste Form der Liebe, deren der Mensch fähig ist. Brahman vermögen wir uns bis zu dem Augenblick unserer Befreiung nicht einmal vorzustellen. Anders verhält es sich mit Ishvara. Unserer jeweiligen Natur entsprechend, haben wir alle eine Vorstellung von ihm, der er über Attribute verfügt, die unser Verstand begreifen kann. Ishvara umfasst alles, was wir von der Wirklichkeit wissen können, bis wir jenseits von Prakriti gelangen.

Wenn wir beschließen, Ishvara zu dienen, ihm unser Handeln zu widmen und ihm unseren Willen zu unterwerfen, wird er uns zu sich heranziehen. Dies ist die Gnade Gottes, die Sri Ramakrishna mit einer immerwährenden Brise verglich. Man muss nur sein Segel hissen, um sie einzufangen. In der Gita heißt es:

*Was immer dein Tun,*
*Dein Mahl, deine Andacht,*
*Wie die Gabe auch sei,*
*Die du einem anderen gibst,*
*Was du gelobst*
*Dem geistlichen Werke,*
*Bringe dies alles*
*Als Opfer Mir dar.*

Diese Art der Verehrung bedarf möglicherweise eines besonderen Temperamentes und eignet sich nicht für jeden. Aber es ist ein großer Segen, solche Gefühle zu empfinden, und der sicherste und beglückendste Weg zur Befreiung.

Ishvara ist der innerhalb von Prakriti erscheinende Gott, aber ihr Herrscher, nicht ihr Diener. Daher bezeichnet ihn Patanjali als »eine Wesenheit besonderer Art«. Der Mensch ist der Untertan von Prakriti. Er weiß nicht um sein wahres Selbst (Atman) und ist den Folgen dieser Ignoranz ausgesetzt, dem Egoismus, der Verhaftung an Sinnesobjekte, der Abneigung ihnen gegenüber (im Grunde genommen eine umgekehrte Bindung) und dem blinden Anklammern an sein gegenwärtiges Leben, den verschiedenen

Arten des Verhaftetseins, die Leiden hervorrufen. Ishvara ist dieser Ignoranz oder ihren Folgen nicht unterworfen.

Der Mensch ist den Gesetzen von Geburt und Tod und Karma unterworfen. Ishvara ist ungeboren und unsterblich. Der Mensch wird von seinen Samskaras, den tief eingewurzelten Neigungen, abhängig, die ihn zu immer neuen Handlungen und Begierden treiben. Ishvara ist frei von Samskaras und Wünschen. Ihm sind die Auswirkungen von Handlungen fremd.

Obwohl sich der Mensch befreien kann, besteht ein Unterschied zwischen ihm und Ishvara, denn Ishvara war niemals gebunden. Nach seiner Befreiung ist der Mensch eins mit Brahman, aber er kann niemals eins mit Ishvara werden. (Der Wunsch, Ishvara, der Herrscher des Universums, zu werden, wäre der irrsinnigste aller egoistischen Wünsche. Die christliche Literatur spricht vom Sturz Luzifers.) Im Zustand der Vereinigung mit Brahman werden Ishvara und sein Universum transzendiert, da beide nur Widerspiegelungen von Brahman sind.

**25. In Ihm ist das Wissen grenzenlos; in anderen ist es nur im Keim vorhanden.**

**26. Er war der Lehrer, selbst der ersten Lehrer, denn Ihn begrenzt keine Zeit.**

Diese beiden Aphorismen befassen sich mit Ishvaras Allwissenheit. Gehen wir davon aus, dass der Mensch über Wissen verfügt, gleichgültig wie gering es sein mag, müssen wir daraus schließen, dass Gott unbegrenztes Wissen besitzt. Vorausgesetzt, dass jeder eines Lehrers bedarf, folgert Patanjali, dass der Lehrer des ersten Lehrers nur Gott gewesen sein kann, da er allein als zeitlose Wesenheit zugegen war, bevor es die ersten Lehrer gab.

**27. Das Wort, das Ihn bezeichnet, ist OM.**

**28. Bei der Wiederholung dieses Wortes muss über seine Bedeutung meditiert werden.**

**29. Dies führt dazu, den Atman zu erkennen und die dieser Erkenntnis entgegenstehenden Hindernisse zu beseitigen.**

»Im Anfang war das Wort«, heißt es im Johannes-Evangelium. »Und das Wort war mit Gott und Gott war das Wort.« Diese Aussage spiegelt sich in einem Vers aus dem Rig-Veda wider: »Im Anfang war Brahman, bei dem das Wort war; und das Wort war wahrhaftig der höchste Brahman.« Die Philosophie des Wortes in ihren unterschiedlichen Formen und Modifikationen kann man von den alten Schriften der Hindus über die Lehren Platons und der Stoiker bis zu Philon von Alexandria und dem Verfasser des vierten Evangeliums verfolgen. Vielleicht lässt sich zwischen diesen Philosophieschulen eine historische Verknüpfung nachweisen, was aber unerheblich wäre. Die Wahrheit kann man in unterschiedlichen Zeitepochen und an unterschiedlichen Orten jeweils wiederentdecken. Die Macht des Wortes zum Guten oder Bösen ist von den Menschen seit Anbeginn der Zeit erkannt worden. Bei den Ureinwohnern fand es seinen Platz in den Bannsprüchen der Priester und in den Geheimkulten. In der heutigen Zeit haben sich Politik und Kommerz das Wort zunutze gemacht und entwürdigt.

Worte und Ideen sind untrennbar. Die Vorstellung von Gott bedarf des Wortes als Ausdrucksmittel. Aber warum das Wort OM? Aus hinduistischer Sicht ist Gott die grundlegende Tatsache des Universums und muss daher durch den elementarsten, natürlichsten und umfassendsten aller Laute dargestellt werden. Dieser Laut ist OM (oder AUM, wie er richtig ausgesprochen werden sollte). Um Swami Vivekananda zu zitieren: »Der erste Buchstabe, A, ist der Stammlaut, der Grundton, der ausgesprochen wird, ohne die Zunge oder den Gaumen zu berühren. M bildet den letzten Laut in der Klangreihe und wird mit geschlossenen Lippen erzeugt. Das U durchrollt den Resonanzboden des Mundes von der Wurzel bis zum Ende. OM repräsentiert somit alle hervorzubringenden Laute.« Man mag einwerfen, dass ein Argument aus dem Gebiet der Phonetik nicht ausreicht, einen derartigen Anspruch zu erhärten. Doch man bedenke, dass es sich bei dem Laut OM um das mit größter Sicherheit älteste Wort für Gott handelt, das uns seit Zeitaltern überliefert wurde. Zahllose Gottesverehrer haben es im universalen Sinne verwendet, ohne ihm bestimmte Attribute beizulegen oder es einer bestimmten Gottheit zuzuordnen. Falls ein Wort aufgrund dessen geheiligt werden kann, dann ist OM das heiligste aller Worte.

Wir sollten die Macht des Wortes in unserem spirituellen Alltag erkennen. Dies geschieht allein durch die praktische Erfahrung. Diejenigen, die niemals versucht haben, den Namen Gottes zu wiederholen, neigen dazu, eine solche Übung zu belächeln, da sie ihnen so leer und mechanisch erscheint, und spotten: »Immer dasselbe Wort zu wiederholen, was kann das schon bringen?«

Trotz gegenteiliger Erfahrungen in unserem täglichen Leben neigen wir dazu, uns selbst zu schmeicheln, logisch zu denken. Aber dem ist nicht so. Wir nutzen nur einen Bruchteil der Tagesstunden, folgerichtig über ein Problem nachzudenken. Gewöhnlich befinden wir uns in einem träumerischen Zustand, einem mentalen Nebel unzusammenhängender Sinneseindrücke, bedeutungsloser Erinnerungen, unsinniger Satzfetzen aus Büchern und Zeitungen, unerwartet auftauchender Befürchtungen und Verstimmungen, körperlichen Unbehagens oder Wohlbefindens. Beobachtete man zu einem gegebenen Zeitpunkt zwanzig Menschen, müsste man feststellen, dass die Denkweise von höchstens zwei unter ihnen von Vernunft geprägt ist. Die Gedanken der übrigen Personen könnten so aussehen: »Tintenfass. Damals sah ich Roosevelt. In die Mysterien der Nacht verliebt. Gegen den Pakt legen die Roten ihr Veto ein. Karl versucht mir meinen Job zu nehmen. Maria meint, ich sei fett. Mein großer Zeh schmerzt. Suppe gut…« – und so fort. Da wir nichts gegen diese Träumerei unternehmen, wird sie weitgehend von äußeren Gegebenheiten bestimmt. Das Wetter ist trüb, so ist unsere Stimmung. Die Sonne scheint, unsere Stimmung hebt sich. Insekten schwirren umher, schon sind wir gereizt und nervös. In den meisten Fällen bedarf es lediglich solcher Trivialitäten.

Wiederholen wir den Namen Gottes, werden wir feststellen, dass wir trotz der äußeren Einwirkungen unsere Stimmungen unter Kontrolle bringen können. Im Grunde genommen wiederholen wir ständig irgendetwas in unserem Geist, den Namen eines Freundes oder Gegners, eine Befürchtung oder den Namen eines begehrten Objektes. Jedes dieser Worte ist in seine eigene geistige Atmosphäre gehüllt. Wiederholen wir das Wort »Krieg« oder »Krebs« oder »Geld« zehntausend Mal, verändert sich unsere Stimmung entsprechend der mit diesem Wort verbundenen Vorstellung. In gleicher Weise verändert der Name Gottes unser geistiges Klima.

In den Hindu-Schriften liest man oft den Satz: »In Seinem Namen Zuflucht nehmen.« (Siehe auch die Sprüche Salomons, 18, 10: »Der Name des Herrn ist eine feste Burg, der Gerechte läuft dahin und wird beschirmt.«) Obwohl diese Aussage auf den ersten Blick dichterisch klingen mag, ist sie für unser spirituelles Leben von großer Bedeutung. Wenn Schmerz, Furcht oder drohende Gefahr den Geist so stark aufwühlen, dass man weder zu meditieren noch vernünftig zu denken vermag, sollte man den Namen Gottes fortwährend wiederholen. Daran halte man während des inneren Aufruhrs fest. Hat man erst einmal die Macht des heiligen Wortes erfahren, wird man sich zunehmend auf sie verlassen. Auf Dauer geschieht die Wiederholung automatisch und wird nicht mehr bewusst erfolgen. Sie gleicht einem Thermostat an einem Wasserboiler oder in einem Kühlschrank. Sobald der Geist eine unerwünschte »Temperatur« erreicht hat, setzt die Wiederholung ein und bleibt so lange bestehen, wie es erforderlich ist.

Patanjali weist darauf hin, dass die Wiederholung des Namens Gottes allein nicht genügt. Man sollte über seine Bedeutung meditieren, ein Prozess, der sich als Folge der unablässigen Wiederholung ganz von selbst einstellt. Nach und nach gehen die umherschweifenden Gedanken in Konzentration über. Man kann ein Wort nicht allzu lange wiederholen, ohne über seinen Gehalt nachzudenken. Sofern man in den spirituellen Übungen noch keine großen Fortschritte gemacht hat, lässt sich eine solche Konzentration nur wenige Augenblicke aufrechterhalten. Der Geist gleitet in die Tagträumerei zurück, die nun aber auf einer höheren Stufe steht, da sie eher von Sattva als von Rajas oder Tamas beherrscht wird. Der fortlaufend in unserem Inneren wiederholte Name erregt schließlich unsere Aufmerksamkeit.

Wenn in Indien der Schüler seinen Meister um Einweihung bittet, erhält er von diesem ein sogenanntes *mantram*. Dieses besteht aus einem oder mehreren heiligen Namen, die der Schüler für den Rest seines Lebens wiederholen und betrachten soll. Es wird als sehr privat und sehr heilig betrachtet, sozusagen als die Essenz der Unterweisungen eines Lehrers an diesen bestimmten Schüler, das Samenkorn, in dem die spirituelle Weisheit von einer Generation zur nächsten weitergeleitet wird. Aus diesem Grunde darf man sein Mantra keinem anderen Menschen mitteilen. Der Wiederholungsvorgang wird als *japam* bezeichnet. Ist man alleine, mag man sein Mantra laut wiederholen, ansonsten lautlos. Ein Rosenkranz verbindet den Gedanken mit körperlicher Bewegung (ein Vorteil aller Rituale) und sorgt für ein kleines, aber ausreichendes Ventil, um die körperliche Unruhe abzuleiten, die sich anstauen und den Geist stören könnte. Die meisten Übenden nehmen sich täglich eine gewisse Anzahl von Japams vor. Der Rosenkranz mit seinen Perlen eignet sich gut dazu, ohne den Geist abzulenken.

Dieses Vorgehen beschränkt sich nicht auf die hinduistische Religion. Das »Gegrüßet seist du, Maria« ist ein Mantra der Katholiken. Die griechisch-orthodoxe Kirche kennt ebenfalls eine Art von Mantra. Die beiden Bücher »Der Weg des Pilgers« und »Der Pilger setzt seinen Weg fort« enthalten die Erzählungen eines russischen Pilgers, Mitte des 19. Jahrhunderts. Darin heißt es:

»Das beständige innere Gebet zu Jesus ist der stete, ununterbrochene Anruf des göttlichen Namens Jesu, mit den Lippen, in Gedanken und im Herzen, während man sich in der Seele ein Bild seiner immerwährenden Gegenwart vorhält und seine Gnade erfleht, und zwar während jeder Beschäftigung, zu allen Zeiten, an allen Orten, sogar während des Schlafes. Der Anruf ist in die Worte gekleidet: »Herr Jesus Christus, erbarme dich meiner.« Wer sich an diesen Anruf gewöhnt, erfährt als Lohn eine so tiefe Tröstung und verspürt eine so große Notwendigkeit zu ständigem Gebet, dass er nicht länger ohne dasselbe leben kann. Das Gebet formt sich ihm geradezu von selbst.

Viele sogenannte erleuchtete Menschen betrachten die ständige Wiederholung ein und desselben Gebetes als unsinnig und sogar wertlos. Sie nennen es mechanisch und sehen darin die gedankenlose Beschäftigung der einfachen Leute. Das Geheimnis, das sich durch diese mechanische Übung offenbart, bleibt ihnen verborgen. Sie erkennen nicht, dass sie unmerklich zu einem wahren Ruf des Herzens wird, das innere Leben durchdringt, zur Freude gereicht, die Seele speist, sie mit Licht erfüllt und zur Vereinigung mit Gott führt.

Der Hl. Johannes Chrysostomos lehrt über das Gebet. »Niemand sollte glauben, dass es jemandem, der sich mit weltlichen

Dingen befasst und nicht zur Kirche gehen kann, unmöglich sei, ständig zu beten. Überall kann man durch sein Gebet Gott im Herzen einen Altar errichten. Aus diesem Grunde sollte man bei seinen Geschäften, auf Reisen, hinter dem Ladentisch oder bei seinem Handwerk beten. Dank der Anrufung des Namens Gottes wäre allen Handlungen Erfolg beschieden, und man würde sich schließlich zur ununterbrochenen andächtigen Anrufung des Namens Jesu Christi erziehen. Die eigene Erfahrung würde lehren, dass das immerwährende Herzensgebet, der alleinige Schritt zur Erlösung, dem menschlichen Willen die Möglichkeit eröffnet, jederzeit, in jeder Lage und an allen Orten beten zu können und leicht vom wiederholten Wortgebet zum Gebet des Geistes und dann zum Herzensgebet aufzusteigen, das den Weg zum Reich Gottes in uns erschließt.«

**30. Krankheit, geistige Trägheit, Zweifel, mangelnde Begeisterung, Faulheit, Sucht nach sinnlichem Vergnügen, falsche Wahrnehmung, Verzweiflung, hervorgerufen durch mangelnde oder wankende Konzentration, lenken von der Erkenntnis ab.**

**31. Kummer, Verzagtheit, Zittern des Körpers und unregelmäßige Atmung sind die Begleiterscheinungen solcher Ablenkungen.**

Fast alle von Patanjali angeführten Hindernisse gehören in den Bereich von Tamas. Faulheit ist der ärgste Widersacher. Sie führt zu Feigheit, Unentschlossenheit, Selbstmitleid und nichtssagendem Zweifel. Sie kann auch die seelische Ursache für Krankheit sein. Man mag sich verleiten lassen, sich seiner Pflichten zu entziehen, Zuflucht in der Krankheit zu suchen und sich unter einer schönen warmen Decke zu verstecken. Der Körper widersetzt sich allen ungewohnten Disziplinen und versucht, sich ihnen durch hysterische Schwächeanfälle, Ohnmacht, Kopfschmerzen, Zittern und dergleichen zu entziehen. Dieser Widerstand erhebt sich aus dem Unterbewusstsein. Die von ihm bewirkten Symptome sind durchaus echt. Man sollte sie nicht mit Gewalt unterdrücken wollen und sich fiebernd aus dem Bett quälen und umhertaumeln. Man sollte vielmehr seine Faulheit auf der unterbewussten Ebene attackieren und ihr beharrlich die Ausübung seiner Japams entgegenhalten. Dazu ist man niemals zu schwach oder zu krank. Nach und nach wird die Faulheit ihren Griff lockern, wenn sie begreift, dass man es ernst meint.

Sobald der Sucher den geistigen Pfad betritt, geschieht dies in den meisten Fällen mit großer Begeisterung. Die ersten Schritte werden fast immer von einem Gefühl des Friedens und der Freude begleitet. Alles erscheint so einfach, so inspirierend. Daher ist es wichtig, von Anfang an zu erkennen, dass diese Stimmung nicht ununterbrochen anhalten wird. Religion ist keine Euphorie. Es werden sich Phasen des Rückschlags, des Kampfes, der Dürre und der Zweifel einstellen. Man sollte sich nicht über Gebühr davon beunruhigen lassen. Erhebende Gefühle sind nicht die einzigen Anzeichen geistigen Fortschritts. Man mag gerade in einer Zeit aufwachsen, wenn alles im Inneren dumpf und trüb erscheint. Man darf niemals auf die Stimme der Faulheit hören, die versucht, diese Dumpfheit als ein Zeichen des Versagens darzustellen. Es gibt kein Versagen, solange wir unsere Bemühungen fortsetzen.

**32. Beharrliche Konzentration auf eine einzige Wahrheit vermag die Hindernisse zu beseitigen.**

Diese Wahrheit ist die Existenz Gottes. Gott hat viele Aspekte, deshalb gibt es viele Wege zu ihm. Patanjali wird an späterer Stelle auf einige näher eingehen. Dieser Aphorismus betont die

Bedeutsamkeit zielgerichteter Aufmerksamkeit. Wenn sich der Jünger sein Idealbild von der höchsten Gottheit geformt und seinen Weg, sie zu erreichen, gewählt hat, sollte er daran festhalten. Manche Menschen vertreten der Religion gegenüber eine allzu allgemeingültige Einstellung. Sie versuchen sich ein wenig hier und etwas dort, ohne einen einzigen Pfad konsequent bis zum Ziel zu verfolgen, wo sich alle Religionen vereinigen. Sri Ramakrishna vergleicht sie mit jemandem, der eine Reihe von Brunnenlöchern aushebt, ohne tief genug vorzudringen, um auf Wasser zu stoßen.

Um die erforderliche Konzentration zu erreichen, muss man seinen Geist zur Ruhe bringen und läutern. Im nächsten Aphorismus weist Patanjali auf die geistige Einstellung seinem Mitmenschen gegenüber hin.

**33. Ungestörte Seelenruhe wird erlangt, indem man Freundlichkeit gegenüber dem Glücklichen, Mitgefühl mit dem Unglücklichen, Freude an dem Tugendhaften und Gleichgültigkeit gegenüber dem Niederträchtigen pflegt.**

Begegnet man jemandem, der in seinem Leben glücklich ist, neigt man dazu, ihn zu beneiden und eifersüchtig auf seinen Erfolg zu sein. Man muss lernen, sich darüber zu freuen, wie man sich am Glück eines Freundes erfreut. Ist jemand unglücklich, sollte man mit ihm fühlen, anstatt ihn zu verachten oder wegen seines Unglücks zu kritisieren. Die Tugend anderer irritiert uns oft, da sie wie ein Tadel unserer eigenen Unzulänglichkeiten wirkt. Man ist geneigt, sie zu verhöhnen und als Scheinheiligkeit darzustellen. Stattdessen sollte man sich darüber freuen und sich von ihr inspirieren lassen, sich selbst zu bessern. Was die Niederträchtigen betrifft, denke man die christliche Lehre: »Lasst euch nicht vom Bösen überwältigen.«

Verletzt oder hasst uns jemand, ist der erste Impuls, es ihm gleichzutun. Es mag uns gelingen, aber im Grunde genommen schaden wir uns selbst mehr, und unser Hass wird unseren Geist in Unruhe versetzen. Wir müssen den Verletzungen, die andere uns zufügen, gleichgültig gegenüberstehen. Man sollte versuchen, eine derartige Verhaltensweise zu verstehen.

Oft muss man feststellen, dass man sich die Verhaltensweise des Anderen zum Teil selbst zuzuschreiben hat. Bei der Beziehung zwischen dem Angreifer und seinem Opfer, dem Mörder und dem Ermordeten, handelt es sich nicht bloß um die Frage von Schuld und Unschuld. Sie gestaltet sich weitaus komplexer. Die Provokation mag von beiden Seiten ausgehen.

Ein hinduistisches Mönchsgelübde drückt die rechte Beziehung zum Mitmenschen folgendermaßen aus: »Die Fliegen suchen den Schmutz, die Bienen den Honig. Ich will die Gewohnheit der Fliegen meiden und jener der Bienen folgen. Ich werde mich zurückhalten, in anderen nach Fehlern zu suchen, und nur nach dem Guten in ihnen Ausschau halten.« Dieses Gelübde sollten wir alle ablegen und versuchen, danach zu leben.

**34. Der Geist mag auch durch das Ausstoßen oder Einhalten des Atems zur Ruhe kommen.**

An dieser Stelle wählt Patanjali das Wort *prana*. Prana bedeutet Energie, die Lebensenergie, die wir aus dem Universum aufnehmen. Da diese Energie hauptsächlich durch die Atmung aufgenommen wird, mag man den Begriff Prana in diesem Zusammenhang auch mit »Atem« übersetzen. Das Atemsystem, auf das sich Patanjali später bezieht, ist unter dem Namen *pranayama* bekannt. Ohne an dieser Stelle näher darauf einzugehen, müssen zwei Punkte angesprochen werden.

Erstens: Patanjali betrachtet die Beherrschung des Geistes und der Gefühle als ein psychisches und physisches Problem, worin er mit der modernen Wissenschaft übereinstimmt. Studien haben ergeben, dass sich die Atmung auf den gesamten Organismus auswirkt. Tiefes, gleichmäßiges Ein- und Ausatmen vermag tatsächlich zu beruhigen. Heftige Gemütsbewegungen und Mutlosigkeit sind von unregelmäßiger, hastiger, flacher und unkontrollierter Atmung begleitet.

Zweitens: Man darf nicht vergessen, dass Pranayama lediglich ein physisches Mittel ist, das ein spirituelles Ziel verfolgt. Viele Leute gehen davon aus, dass es sich bei Yoga nur um ein System von Atemübungen und Körperstellungen handelt, nach dem Motto: »Atem anhalten und auf dem Kopf stehen.« Wenn sie von »Yoga« reden, meinen sie *hatha* yoga, was die richtige Bezeichnung für dieses Übungssystem ist, das ursprünglich im alten Indien praktiziert wurde. Hatha-Yoga sollte den Sucher auf die spirituelle Erfahrung durch die Vervollkommnung seines Körpers vorbereiten. Diese Vorgehensweise wurde von den spirituellen Lehrern verworfen, da die Gefahr besteht, dass sich der Geist zu stark auf den Körper selbst konzentriert. Im Westen wird Hatha-Yoga in einer völlig degenerierten Form zur Förderung von Schönheit und anhaltender Jugend gelehrt. Als solcher mag er erfolgreich, aber ebenso gefährlich sein. Übertriebene Atemübungen, nur um des »Sauerstoffrausches« willen, können zu Halluzinationen und sogar Geistesgestörtheit führen. Eine übertriebene Beschäftigung mit dem physischen Erscheinungsbild und Wohlbehagen mag bestenfalls eine Ablenkung sein, lässt uns aber vor lauter törichter Eitelkeit unser eigentliches Ziel aus den Augen verlieren.

**35. Diese Konzentrationsformen, die zu ungewöhnlichen Wahrnehmungen führen, stärken das Durchhaltevermögen des Geistes.**

Trotz ihrer »Überzeugungen« sind die meisten Leute skeptisch und benötigen die Zusicherung, dass der Geist die Materie tatsächlich beherrscht. Obwohl zahlreiche gut dokumentierte und unter strengen Auflagen durchgeführte Experimente vorliegen, lächeln sie entschuldigend, wenn sie von Telepathie, Weissagungen und Medialität sprechen. Falls sie sich überhaupt mit der Materie auseinandergesetzt haben, können sie nicht umhin einzugestehen, dass derartige Dinge möglich sind. Aber solange sie *ihnen* nicht widerfahren, bleibt ein Rest von Zweifel.

Patanjali empfiehlt, selbst einige »ungewöhnliche Wahrnehmungsfähigkeiten« zu entwickeln. Es heißt, dass man wundersame Düfte wahrnimmt, konzentriert man sich auf seine Nasenspitze. Richtet man seine Aufmerksamkeit auf die Zungenspitze, wird das Geschmacksempfinden verfeinert. Die Konzentration auf den Gaumen erhöht den Farbsinn. Konzentriert man sich auf die Zungenmitte, erlangt man einen besseren Tastsinn, und durch die Konzentration auf die Zungenwurzel ein feineres Gehör.

Solche Kräfte selbst besitzen keinen Wert, lassen aber die Fähigkeit des Geistes erkennen, vergleichbar mit Turnübungen, die beweisen, wie kräftig und biegsam ein durchtrainierter Körper werden kann.

Wer sich zu konzentrieren vermag, dem ist alles möglich, was dazu ermutigt, durchzuhalten und die Barrieren der gewöhnlichen Sinneswahrnehmung zu durchbrechen und die Suche nach innerer Erkenntnis furchtlos fortzusetzen. Die durch Training erlangten Körperkräfte mögen später von Nutzen sein. Das Gleiche gilt für die Konzentrationsübungen. Die durch sie gewonnene geistige Kraft kann für das höchste Ziel, die Vereinigung mit dem Atman, eingesetzt werden.

**36. Konzentration kann ebenfalls erlangt werden, wenn man die Gedanken auf das innere Licht, das jenseits allen Leids liegt, heftet.**

In alten Zeiten glaubten die Yogis an ein zwischen dem Unterleib und dem Brustkorb gelegenes Zentrum geistigen Bewusstseins, das sich tiefer Meditation offenbare. Sie nannten es den »Lotos des Herzens« und erklärten, es habe die Form einer Lotosblüte und erstrahle in innerem Licht. Diejenigen, die es sahen, waren erfüllt von einem ungewöhnlichen Frieden und großer Glückseligkeit, weshalb man sagte, dieses Zentrum liege »jenseits des Leides«.

Seit Urzeiten hoben die Meister des Yoga die Bedeutsamkeit der Meditation über diesen Lotos hervor. »Der höchste Himmel leuchtet im Lotos des Herzens«, heißt es in der Kaivalya-Upanishad. »Jene, die kämpfen und streben, dürfen eintreten. Ziehe dich in die Einsamkeit zurück. Lasse dich in aufrechter Haltung an einem sauberen Platz nieder, Kopf und Nacken in gerader Linie. Beherrsche die Sinnesorgane. Verbeuge dich in Ehrfurcht vor deinem Lehrer. Dann betritt den Lotos des Herzens und meditiere dort über die Gegenwart Brahmans, der rein, unendlich und glückselig ist.«

In der Chandogya-Upanishad heißt es:

»Inmitten der Stätte Brahmans, die der Körper ist, befindet sich das Herz, und in dem Herz ist ein kleines Haus. Dieses Haus hat die Form einer Lotosblüte, und darin weilt das, was man suchen, erforschen und verwirklichen soll.

Was ist es, das in dem Herzen, dem kleinen Lotos des Herzens, wohnt? Was ist es, das gesucht, erforscht und verwirklicht werden soll?

Ebenso groß wie das äußere Universum ist das Universum im Lotos des Herzens. In ihm liegen Himmel und Erde, die Sonne, der Mond, der Blitz und die Sterne. Alles, was es im Makrokosmos gibt, ist auch in diesem Mikrokosmos.

Alles, was existiert, alle Wesen, alle Wünsche befinden sich in dieser Stätte von Brahman. Was wird daraus, wenn das Alter naht und der Körper sich im Tode auflöst?

Wenn auch der Körper altert, der Lotos des Herzens kennt kein Alter. Er stirbt nicht mit dem Tode des Körpers. Der Lotos des Herzens, in dem Brahman in Herrlichkeit thront – er und nicht der Körper ist der wahre Sitz Brahmans. Der im Innersten weilende Brahman ist unberührt von jeder Handlung. Er altert nicht und ist nicht dem Tode unterworfen. Er kennt weder Leid noch Hunger und Durst. Seine Wünsche sind makellos und erfüllen sich.«

In der Mundaka-Upanishad heißt es: »Er wohnt im Lotos des Herzens, wo die Energien sich treffen wie die Speichen eines Rades. Meditiere über Ihn als OM und du wirst das Meer der Dunkelheit leicht überqueren. Brahman weilt im strahlenenden Lotos des Herzens, leidenschaftslos und unteilbar. Er ist rein. Er ist das Licht allen Lichtes. Jene, die Brahman kennen, erreichen ihn.«

Diese Meditationsform hat den Vorteil, dass sie die Vorstellung von dem geistigen Bewusstsein, das wir anstreben, lokalisiert. Vergleicht man den Körper mit einer geschäftigen, lärmenden Stadt, kann man sich darin einen kleinen Schrein vorstellen, in dem der Atman, die wahre Natur des Menschen, zugegen ist. Ungeachtet dessen, was in den Straßen dort draußen vor sich geht, können wir stets in dieses Heiligtum eintreten und beten. Es steht immer offen.

**37. Oder man meditiert über das Herz einer erleuchteten Person, die frei von Leidenschaft ist.**

Man verweile in Gedanken bei einer heiligen Persönlichkeit, wie Buddha, Christus oder Ramakrishna, und konzentriere sich dann auf das Herz. Man versuchte sich vorzustellen, wie es sich anfühlen mag, ein großer Heiliger zu sein, rein und unberührt von Sinnesobjekten, jemand, der Brahman kennt. Fühle, wie dessen Herz dein eigenes Herz wird. Auch in diesem Fall hat es sich bewährt, die Aufmerksamkeit auf einen begrenzten Bereich zu lenken. Sowohl Hindus als auch Christen praktizieren diese Meditationsform. Sie konzentrieren sich nicht nur auf das Herz, sondern bisweilen auch auf ihre Hände, ihre Füße und die gesamte Gestalt.

**38. Oder man konzentriert sich auf ein Traumerlebnis oder die Erfahrung des Tiefschlafes.**

Mit »Traumerlebnis« meint Patanjali, von einer heiligen Person oder einem göttlichen Symbol zu träumen. In einem solchen Fall kann man mit Recht von einem Erlebnis sprechen, da der Traum ein Gefühl von Freude und der Offenbarung vermittelt, das man auch nach dem Erwachen noch empfindet. Die spirituelle Literatur Indiens enthält zahlreiche Beispiele von andächtigen Menschen, die träumten, von einem großen Lehrer ein Mantra erhalten zu haben. Ein solches Traum-Mantra wird als ebenso heilig betrachtet wie ein Mantra, das der Schüler im Wachzustand erhält. In beiden Fällen wird er für den Rest seines Lebens darüber meditieren.

Eine weitere Methode, den Geist zur Ruhe zu bringen, besteht darin, sich auf das friedvolle Glücksgefühl zu konzentrieren, das man beim Erwachen aus einem traumlosen Schlaf empfindet.

Der Vedanta-Philosophie zufolge wird der Atman im Menschen von drei »Hüllen« überdeckt. Die äußerste ist die physische, die aus grober Materie besteht. Die darunter liegende feinere Schicht setzt sich aus der Essenz der Dinge und dem Stoff der geistigen Welt zusammen. Die innerste Schicht ist die Kausal-Hülle, das Gewebe unseres Karmas, die Vielfalt von Ursache und Wirkung, die unsere Persönlichkeit und unser gegenwärtiges Leben gestaltet. Die kausale Umhüllung, das Ichbewusstsein, ist dafür verantwortlich, dass wir die Welt der Erscheinungen als getrennt von uns sehen. Im Wachzustand stehen diese drei Hüllen zwischen uns und dem Atman, während im traumlosen Schlaf die beiden äußeren Hüllen wegfallen und nur die Kausalhülle, das Ichbewusstsein, bestehen bleibt. In diesem Zustand sind wir dem Atman näher als in irgendeinem anderen Zustand unseres üblichen, nicht spirituellen Lebens. Obwohl näher, bildet die hartnäckigste der drei Schichten, die Ursache unserer Ignoranz, die Lüge, anders zu sein, noch eine tiefe Kluft. Diese Schicht vermag der Schlaf allein nicht zu durchbrechen. Wir können nicht hoffen, eines Morgens aufzuwachen und mit der Wirklichkeit vereint zu sein. Dennoch, ein zarter Hinweis, ein schwaches Strahlen des beglückenden Friedens von Atman dringt in das Wachbewusstsein durch. Man sollte versuchen, diesen Hauch inneren Friedens, einen Vorboten der Glückseligkeit vollkommenen Wissens, zu bewahren und darin zu verweilen.

**39. Oder indem man seinen Geist auf eine göttliche Gestalt oder ein Symbol konzentriert, zu dem man sich positiv hingezogen fühlt.**

Patanjalis Philosophie besticht durch ihre umfassende Sichtweise und Universalität. Es wird dem Sucher keine spezielle Verehrungsweise aufgezwungen. Gott weilt in jedem Menschen. Das

Licht Seiner Gegenwart, gleichgültig wie schwach es unsere Ignoranz durchdringen lassen mag, bietet dem Meditierenden die Möglichkeit, seine eigenen Bilder und Symbole des Guten zu gestalten und auf die Außenwelt zu projizieren. Solche Bilder, Symbole oder Vorstellungen sind heilig, wenn sie in aufrichtiger Gesinnung entstanden sind. Sie mögen klobig und kindlich sein und anderen missfallen, was bedeutungslos ist. Wesentlich ist die Einstellung dessen, der sie formte. Was immer man ehrlich und rein verehrt, heiligt man.

Die Religion anderer sollte man stets achten und sich nicht zu Bigotterie hinreißen lassen. Dennoch sollte man sich auf einen einzigen Weg festlegen, um Gott zu suchen, da man ansonsten seine Energien in religiösen Äußerlichkeiten vergeudet. In einem Heiligtum oder an einer Pilgerstätte wird man nichts finden, wenn man nichts hineinlegt. Obwohl die Wirklichkeit allgegenwärtig ist, kann man mit ihr bei einer kultischen Verehrung nur im eigenen Herzen in Berührung kommen.

Kabir, der große Hindu-Heilige, verleiht diesem Gedanken in einem seiner bedeutendsten Gedichte Ausdruck:

*Ich lache, wenn ich höre, dass der Fisch*
*im Wasser durstig ist.*
*Du wanderst rastlos von Wald*
*zu Wald, während die Wirklichkeit*
*in deiner eigenen Wohnung liegt.*
*Die Wahrheit ist hier! Gehe, wohin du willst –*
*nach Benares oder Mathura;*
*solange du Gott nicht in deiner*
*eigenen Seele gefunden hast, wird die ganze Welt*
*dir sinnlos erscheinen.*

**40. Der Geist eines Yogis kann sich auf jedes Objekt jeglicher Größe konzentrieren, vom Atom bis zum unendlich Großen.**

Ein »Yogi« bedeutet nicht nur »jemand, der Yoga praktiziert«, sondern jemand, der bereits die Fähigkeit ungeteilter (»zielgerichteter«) Konzentration erworben hat. Eine solche Fähigkeit kann man nur durch vollkommene Selbstbeherrschung erlangen. Wenn der Anfänger mit der geistigen Konzentrationsübung beginnt, wird er immer wieder abgelenkt werden. Wie viel Plunder man im Haus angesammelt hat, bemerkt man erst, wenn man anfängt, den Dachboden und den Keller aufzuräumen. Der Versuch, sich zu konzentrieren, zeigt, wie viel Unrat sich im Unterbewusstsein angehäuft hat. Zahlreiche Anfänger verlieren den Mut. »Bevor ich mit den Konzentrationsübungen angefangen habe, schien mein Geist ziemlich sauber und ruhig zu sein. Nun ist er unruhig und voller schmutziger Gedanken. Es widert mich an. Ich hatte keine Ahnung, dass ich so schlecht bin! Ich werde sicherlich noch schlechter werden, anstatt besser.« Natürlich haben sie unrecht. Allein die Tatsache, dass sie sich an die geistige Aufräumarbeit gewagt und all den Schmutz aufgewirbelt haben, bedeutet, einen Schritt in die richtige Richtung zu nehmen. Die bis dahin empfundene angebliche Ruhe war nichts weiter als Apathie, die Bewegungslosigkeit eines verschlammten Tümpels. Für den flüchtigen Beobachter mögen Trägheit und Gelassenheit – Tamas und Sattva – gleich erscheinen. Um vom einen zum anderen zu gelangen, bedarf es der beständigen, mühsamen Überwindung, der Phase von Rajas. Es mag der Eindruck entstehen: »Man kam früher besser mit ihm zurecht, da war er mir lieber. Religion scheint nicht das Richtige für ihn zu sein.« Derartige Äußerungen muss man ignorieren und den Kampf mit all seinen vorübergehenden Demütigungen fortsetzen, bis man jene Selbstbeherrschung und zielgerichtete Konzentration erreicht hat, von der Patanjali spricht.

**41. Ebenso wie der makellose Kristall die Farbe dessen annimmt, das ihm am nächsten liegt, gleicht sich der von Gedanken gereinigte Geist dem Gegenstand seiner Konzentration an und identifiziert sich mit ihm. Dabei kann es sich um einen greifbaren Gegenstand, das Wahrnehmungsorgan oder das Ichbewusstsein handeln. Diese Verschmelzung mit dem Gegenstand der Konzentration wird Samadhi genannt.**

Die genannten Konzentrationsobjekte wurden bereits im Zusammenhang mit Aphorismus 17 besprochen. Der Zustand des Yoga (den Patanjali hier als *samadhi* bezeichnet), mag der Reihe nach auf den einzelnen Erscheinungsebenen erreicht werden, beginnend mit der äußeren Ebene, bis in das Innerste der Individualität vordringend. Es gibt verschiedene Stufen von Samadhi, von denen keine einzige ohne die Konzentrationskraft erreicht werden kann, sich mit dem Gegenstand zu identifizieren. Wie der 5. Aphorismus bereits besagt, können die Gedankenwellen nur dadurch zur Ruhe gebracht werden, indem zuerst die vielen kleinen Wellen von einer großen Welle, einem einzigen Gegenstand der Konzentration, verschlungen werden.

Die Upanishaden beschreiben diesen Vorgang in einer etwas anderen, vielleicht einfacheren Weise. Man soll sich auf irgendein Objekt konzentrieren und es als ein Symbol der innewohnenden Wirklichkeit betrachten, den Atman. Halten wir an dieser Vorstellung fest und weichen nicht für einen Moment von ihr ab, dringen wir durch die äußere Erscheinungsform des Objekts zu seinem inneren Wesen vor.

**42. Wenn der Geist sich mit einem groben Objekt der Konzentration identifiziert, vermischt mit der Wahrnehmung von Name, Beschaffenheit und Kenntnis, spricht man von Savitarka-Samadhi.**

**43. Wenn der Geist sich mit einem groben Objekt der Konzentration identifiziert und die Wahrnehmung von Name, Beschaffenheit und Kenntnis nicht besteht, spricht man von Nirvitarka-Samadhi.**

Nach Patanjali setzt sich unsere »übliche« Wahrnehmung aus »Name«, »Beschaffenheit« und »Kenntnis« zusammen. Betrachten wir ein Pult. Wir nehmen (1) die Bezeichnung des Gegenstandes wahr (»Pult«), (2) seine Beschaffenheit (Größe, Form, Farbe, Material) und (3) unsere Kenntnis des Objektes (die Tatsache, dass wir es selbst sind, die das Objekt wahrnehmen). Durch intensive Konzentration auf das Pult mögen wir uns zwar mit ihm identifizieren, sind uns aber gleichzeitig seines Namens, seiner Beschaffenheit und unserer Kenntnis dieses Objektes bewusst. Dies ist die niedrigste Form von Samadhi, bekannt als *savitarka*, was »mit Überlegung« bedeutet.

Im *nirvitarka* (»ohne Überlegung«) erreicht man eine höhere Samadhi-Stufe. Der Identifikation mit dem Konzentrationsgegenstand fehlt die Wahrnehmung von Name, Beschaffenheit und Kenntnis. Man schafft es, die Gedanken, mit denen man auf den Gegenstand reagiert, zum Schweigen zu bringen. Man bemerkt nur den Gegenstand, wie er ist, »das Ding an sich«, wie Kant es ausdrückt. Kant erklärte, dass »das Ding an sich« unmöglich von den Sinnen oder dem überlegenden Verstand erfasst werden kann, da diese lediglich die eigenen subjektiven Reaktionen zu übermitteln vermögen. »Es bleibt uns völlig unbekannt, was die Dinge an sich und unabhängig von der Aufnahmefähigkeit unserer Sinne sind. Wir kennen nur die Art, sie wahrzunehmen, die nicht jedem Wesen zu eigen sein muss…« Kant, der keine andere Erfahrung als die durch die Sinne oder den Verstand als gültig erachtete, war zu der Schlussfolgerung gezwungen, dass »das Ding an sich« unerkennbar ist. In diesem Punkt vertritt Patanjali eine andere Meinung. Für ihn gibt es eine höhere Art von Wissen, ein transzendentales Wissen, jenseits der Sinneswahrnehmung, durch das »das Ding an sich« erkannt werden *kann.* Diesen fundamentalen Anspruch erheben die Mystiker aller Religionen.

**44. Wenn es sich um ein subtiles Konzentrationsobjekt handelt, sind zwei Arten von Samadhi zu unterscheiden, Savichara und Nirvichara.**

Konzentriert man sich auf feinstoffliche oder essenzielle Objekte (Aphorismus 17), muss man zwischen höherem und niedrigem Samadhi unterscheiden. *Savichara* (»reflektierend«) Samadhi ist vermischt mit der Wahrnehmung von Name, Beschaffenheit und Kenntnis, während im *nirvichara* (»stark reflektierendes«) Samadhi diese Wahrnehmung fehlt.

**45. Hinter allen subtilen Objekten steht Prakriti, der Urgrund.**

Nach Patanjalis Weltbild ist Prakriti der elementare, undifferenzierte Stoff der Materie, die Energie, die alle Erscheinungsformen hervorruft. Der sich nach innen wendende meditative Geist dringt durch die groben äußeren Schichten der Dinge zu deren subtiler Essenz und jenseits davon zu Prakriti selbst vor.

Aber Prakriti ist nicht die höchste Wirklichkeit. Hinter Prakriti steht Brahman. Die vier bereits beschriebenen Samadhi-Stufen liegen im Reich der Phänomene und dienen der Vorbereitung auf den Zustand unmittelbarer Vereinigung mit Brahman. Dies ist der höchste Samadhi. Ramakrishna pflegte in diesem Zusammenhang ein Gleichnis zu erzählen:

Einst suchte ein Schüler einen Lehrer auf, um zu lernen, über Gott zu meditieren. Der Lehrer gab ihm Anweisungen. Kurz darauf kehrte der Schüler zurück und klagte, er könne diese nicht ausführen, da er stets an seinen Lieblingsbüffel denken müsse, sobald er zu meditieren beginne. »Nun, dann meditiere über diesen Büffel«, entgegnete der Lehrer. Der Schüler schloss sich in einen Raum ein und begann, über seinen geliebten Büffel zu meditieren. Nach einigen Tagen klopfte der Lehrer an die Tür und der Schüler entgegnete: »Herr, es tut mir leid, aber ich kann nicht herauskommen, um euch zu begrüßen. Die Tür ist zu klein. Meine Hörner werden im Weg sein.« Der Lehrer lächelte und meinte: »Großartig! Du hast dich mit dem Objekt deiner Konzentration identifiziert. Konzentriere dich jetzt auf Gott, und du wirst erfolgreich sein.«

**46. Diese Samadhi-Stufen bezeichnet man als »samenhaltig«.**

Dies bedeutet, dass selbst bei vollkommener Konzentration noch Samen der Begierde und der Bindung bestehen. Die Samen der Begierde sind gefährlich, wie wir bei der Betrachtung des Schicksals jener sahen, die sich ohne Nicht-Bindung konzentrierten (I, 19). Andererseits liegt die Befreiung nahe. Der Yogi hat sich bereits zu solchen Höhen emporgeschwungen, die ihn wahrscheinlich nicht in die Knechtschaft der Sinne zurückfallen lassen.

**47. Mit Erreichen des Nirvichara-Samadhi wird der Geist klar.**

**48. In diesem Samadhi, heißt es, ist das Wissen von »Wahrheit erfüllt«.**

**49. Das Wissen, das durch logisches Denken und das Studium der heiligen Schriften erworben wurde, ist die eine Art. Das Wissen, das durch Samadhi gewonnen wurde, steht auf einer höheren Stufe. Es liegt jenseits logischen Denkens und der heiligen Schriften.**

Patanjali spricht von zwei Arten des Wissens, einem Wissen, das über die Sinne und den Verstand erworben, und einem Wissen, das durch unmittelbare, überbewusste Erfahrung erlangt wird. Die vom Verstand eingeordnete und interpretierte Sinneswahrnehmung vermittelt uns das übliche Wissen. Es beschränkt sich somit auf »gewöhnliche Objekte«, auf die Erscheinungsformen, die innerhalb der Sinneswahrnehmung liegen. Versucht es sich mit außergewöhnlichen Dingen zu befassen, tritt sein Unvermögen rasch zu Tage.

Verschiedene heilige Schriften sprechen über die Existenz Gottes. Man mag solche Bücher lesen und ihre Lehre bis zu einem gewissen Punkt akzeptieren, kann aber nicht den Anspruch erheben, Gott zu kennen. Man kann höchstens sagen, dass diese Schriften von Menschen verfasst wurden, die behaupten, Gott zu kennen. Warum sollte man ihnen Glauben schenken? Nun, der Verstand mag suggerieren, dass die Verfasser dieser Schriften wahrscheinlich ehrlich und zuverlässig waren, sie keiner Selbsttäuschung und krankhaften Vorstellungen unterlagen und man ihnen glauben könne. Ein derartiger Glaube kann nur einseitig und provisorisch sein. Er ist höchst unbefriedigend. Er hat bestimmt nichts mit Erkenntnis gemein.

Es gibt zwei Möglichkeiten. Entweder man entscheidet, dass es nur einen Erkenntnisweg gibt, der sich auf die Sinneswahrnehmung beschränkt, dann bekennt man sich im Hinblick auf die Lehren der Schriften zwangsläufig zu einem dauerhaften Agnostizismus. Oder man anerkennt eine höhere, übersinnliche Erkenntnis, die es ermöglicht, die Wahrheit dieser Lehren durch unmittelbare Erfahrung zu untermauern. Sie wird in Samadhi gewonnen. Jeder muss sie für sich selbst finden.

Swami Vivekananda erklärt: »Verwirklichung ist wahre Religion. Alles andere ist nur Vorbereitung. Vorträge hören, Bücher lesen oder diskutieren dient nur dazu, den Boden vorzubereiten. Es ist nicht Religion. Intellektuelle Zustimmung oder Ablehnung sind nicht Religion.« Religion ist tatsächlich eine praxisbezogene, auf Erfahrung basierende Art der Untersuchung. Man glaubt nicht einfach. Man akzeptiert nur seine eigene Erfahrung. Vergleichbar mit einem Urwaldforscher, geht man Schritt für Schritt voran, um zu sehen, was man findet. Patanjali – oder irgendeine andere Person – kann nur immer wieder den Anstoß, allgemeine Hinweise und Warnungen geben. Den Weg muss man alleine gehen.

Im Zustand von Nirvichara-Samadhi wird der Geist »rein« und »mit Wahrheit erfüllt«. Er wird rein, da die kleineren Gedankenwellen von der einen großen Woge der Konzentration auf einen einzigen Gegenstand verschlungen wurden. In ihr existieren immer noch »Samen« der Bindung, aber nur in unbelebtem Zustand. Momentan sind sie nicht in der Lage, Schaden anzurichten. Es ist höchst unwahrscheinlich, dass sie jemals wieder Früchte tragen werden. Ist man bereits so weit fortgeschritten, dürfte es nicht schwerfallen, den letzten Schritt zu nehmen, der ihre endgültige Vernichtung bedeutet.

Im Zustand von Nirvichara-Samadhi ist der Geist von Wahrheit erfüllt, da er ihn zur unmittelbaren Erkenntnis führt. Wer über ein selbst gewähltes Ideal oder eine spirituelle Persönlichkeit meditiert hat, tritt mit dieser Persönlichkeit in unmittelbaren Kontakt, nicht als ein subjektives Vorstellungsbild, sondern durch objektives Erkennen. Hat man über Krishna, Christus oder Ramakrishna meditiert und versucht, sich ihre Persönlichkeit vorzustellen, löst sich dieses Bild in der Wirklichkeit einer lebendigen Gegenwart auf. Diese Erfahrung lässt erkennen, dass man sich ein unvollständiges Bild geformt hat, das dem Original nicht entspricht. Wer diese Erfahrung gemacht hat, vergleicht sie mit der Wirkung eines Magneten. In den anfänglichen Meditationsphasen scheint die Bemühung ausschließlich von einem selbst ausgegangen zu sein. Man zwingt den Geist und konzentriert sich auf das Objekt. Dann wird man sich einer von außen kommenden Kraft bewusst, einer magnetischen Anziehungskraft, die den Geist in die gewünschte Richtung zieht, so dass die Anstrengung nicht mehr allein bei einem selbst liegt. Dies nennt man Gnade.

Wie kann man sicher sein, dass es sich um echte Offenbarungen handelt, die einem in Samadhi zuteil werden, und nicht um Selbsttäuschung oder Selbsthypnose? Hier tritt der gesunde Menschenverstand prüfend ein. Das auf diese Weise erworbene Wissen muss nicht im Gegensatz zu den Erkenntnissen stehen, die andere bereits gewonnen haben. Es gibt viele, die wissen, aber es gibt nur eine Wahrheit. Es muss sich um ein Wissen handeln, das auf anderem Wege, nicht über die gewöhnliche Sinneswahrnehmung, erlangt werden kann. Und schließlich muss eine solche Offenbarung eine geistige Erneuerung und charakterliche Umwandlung mit sich bringen. »Das richtige Verhältnis zwischen Gebet und Verhaltensweise«, schrieb Erzbischof Temple, »heißt nicht, dass das Verhalten von größter Bedeutung ist und das Gebet dazu beitragen mag, sondern dass das Gebet von höchster Bedeutung ist und das Verhalten dies bezeugt.« Wenn dies bereits in den Anfangsphasen spirituellen Lebens zutrifft, sollte es im endgültig vereinenden Zustand von Samadhi erst recht zum Ausdruck kommen. Ist dieses Ziel erreicht, ist man ein Heiliger.

**50. Der Eindruck, den Samadhi auf den Geist hinterlässt, löscht alle vergangenen Eindrücke aus.**

**51. Wurde der Eindruck, den Samadhi hinterließ, ebenfalls ausgelöscht, so dass der Geist völlig ohne Gedanken ist, dann geht man in den Samadhi ein, der »samenlos« genannt wird.**

Um Samadhi zu erreichen, bedarf es eines Objektes, einer einzigen großen Konzentrationswoge, die den Geist beherrscht, so dass alle anderen Gedanken, Samskaras oder Impressionen aus der Vergangenheit verschlungen werden. Um in den allerhöchsten Samadhi einzugehen, den die Vedanta-Philosophie *nirvikalpa* nennt, muss auch diese eine Welle abklingen. Nirvikalpa-Samadhi ist reines, undifferenziertes Bewusstsein. Es enthält keine Eindrücke aus der Welt der Erscheinungen, keinen Samen der Begierde oder der Bindung. Brahman ist kein »Objekt der Konzentration«. In Brahman gibt es weder den Erkennenden noch den Erkannten. Brahman ist reines, undifferenziertes Bewusstsein. Dies bedeutet, dass man in Nirvikalpa-Samadhi nicht mehr man selbst, sondern eins mit Brahman ist. Man geht ein in die wahre Natur der Erscheinungswelt mit all ihren Formen und Geschöpfen.

Patanjali bis zu solchen Höhen zu folgen, fällt nicht leicht. Es mag daher ratsam sein, seine Gedanken zu wiederholen und sie in einfachen, weniger fachlichen Worten zusammenzufassen.

Als Erstes muss man seinen Geist unter Beachtung der Nicht-Bindung zur Konzentration erziehen. Ansonsten gerät man in Schwierigkeiten. Versucht man, sich zu konzentrieren, bleibt aber mit den Dingen dieser Welt verhaftet, ist man erfolglos; oder die frisch erworbenen Konzentrationskräfte bringen einen in größte Gefahr, da man sie unweigerlich für selbstsüchtige Zwecke einsetzt. Gerade die heutige Zeit ist ein Beweis für letzteres. Wissenschaft und Technik haben den Menschen in ihren Bann geschlagen, ohne dass er gelernt hat, sich von den nationalistischen Kräften zu befreien. So birgt die Atomenergie, die in den richtigen Händen allen nützen könnte, die Gefahr in sich, alle zu zerstören. Die Gefahr liegt nicht in der Atomspaltung selbst, sondern in der menschlichen Natur.

Welcher ist der einfachste Weg, sich nicht an Wünsche, Objekte und ehrgeizige Bestrebungen zu binden? Man sollte lernen, sich dem Höchsten, das man sich vorzustellen vermag, Gott selbst, hinzugeben. Man mag mit der niedrigsten Stufe, der Ebene der Erscheinungen, beginnen, mit einem großen spirituellen Lehrer, einem Christus, einem Ramakrishna oder einem bedeutenden Heiligen eines Landes oder einer Religion. Sie lebten auf dieser Erde in Menschengestalt. Man kann über ihr Leben nachlesen und sich ihnen als Mensch zu nähern versuchen. Es fällt leicht, sie zunehmend inniger zu lieben und zu versuchen, ihnen ähnlich zu werden, ihnen zu dienen und ihre Botschaft zu verkünden, indem man sie zum Vorbild nimmt. Diese dienende Liebe erleichtert die Loslösung von geringeren Lieben und von Objekten. Dies bedeutet nicht, anderen Menschen oder unserer Arbeit und unseren Pflichten gegenüber gleichgültig zu werden. Die Liebe zum Mitmenschen ist in der Liebe zu seinem Ideal enthalten. Sie hört auf, ausschließlich und besitzergreifend zu sein. Wenn man seine Arbeit als Dienst an seinem Ideal versteht, bekommt sie eine völlig neue Bedeutung. Man verrichtet sie mit größerer Begeisterung.

Durch die Hingabe an sein Vorbild und die Meditation über dessen Leben beginnt man, den Geist im Menschen zu erfassen und schreitet von der groben Erscheinungsebene zur feineren oder spirituellen Ebene weiter. Man bewundert Christus oder Ramakrishna nicht mehr als Menschen ihrer Zeit, sondern verehrt sie als unsterbliche Geistwesen. Wir erkennen ihren göttlichen Aspekt. Dies ist die zweite Stufe.

Es gibt noch eine dritte Stufe, eine dritte Bewusstseinsebene. Hinter Christus, hinter Ramakrishna, hinter jeder Vorstellung von einem persönlichen Gott steht Brahman, der Urgrund, die zentrale Wirklichkeit, von der diese Gestalten nur Teilaspekte, individuelle Projektionen sind. Wird man eins mit Brahman, ist man mit Dem vereint, das in Christus manifestiert ist und im eigenen ungeläuterten Selbst verborgen liegt, aber allzeit in jedem Menschen gegenwärtig ist. Diese Vereinigung ist *Nirvikalpa-Samadhi.*

Die niedrigen Stufen des Samadhi enthalten stets eine Spur von Dualität. »Ich« meditiere über »mein« Ideal. Es besteht noch eine Trennung zwischen uns. Sogar der Heilige empfindet es als schmerzhaft, diese starke persönliche Liebe zu seinem Idealvorbild zugunsten der unpersönlichen Vereinigung aufzugeben. Sri Ramakrishna beschreibt seine erste Nirvikalpa-Samadhi-Erfahrung folgendermaßen: »Jedes Mal, wenn ich meine Gedanken sammelte, schaute ich die glückselige göttliche Mutter. So sehr ich mich bemühte, meinen Geist von ihrem Bewusstsein zu befreien, vermochte ich nicht, die Willenskraft aufzubringen, das Bild zu transzendieren. Unter Aufbietung meiner gesamten Willensstärke gelang es mir, die Gestalt der Mutter mit dem Schwert der Unterscheidung zu zerschlagen. Mein Geist wurde augenblicklich »samenlos«, und ich erreichte Nirvikalpa. Diese Erfahrung liegt jenseits aller Worte.«

Shankara schreibt über diesen Vorgang:

»Die Einheit von Atman und Brahman bedeutet ununterbrochenes Bewusstsein. Atman mit seinen Hüllen ist nicht erkennbar. Es gibt kein Gefühl von Dualität mehr, nur reines Einheits-Bewusstsein. Jemand, der in diesem Bewusstsein fest verankert ist, wird als erleuchtet bezeichnet.

Es heißt, dass ein Mensch bereits in diesem Leben befreit ist, wenn er in dieser Erleuchtung gründet. Die Erscheinungswelt hat er nahezu vergessen.

Obgleich sein Geist in Brahman aufgegangen ist, ist er hellwach, aber frei von der Ignoranz des Wachbewusstseins. Er ist voll bewusst, aber frei von aller Begierde. Ein solcher Mensch ist bereits in diesem Leben befreit.

Für ihn haben die Sorgen dieser Welt ein Ende genommen. Obwohl er einen sterblichen Körper besitzt, bleibt er mit dem Unendlichen vereinigt. Sein Herz kennt keine Furcht. Ein solcher Mensch ist bereits in diesem Leben befreit.«

Hat ein Heiliger Nirvikalpa-Samadhi erfahren, kann er sich immer wieder in diesen Zustand versenken und aus ihm hervorgehen. Dies war der Fall bei Sri Ramakrishna. Im Zustand von Nirvikalpa erlebte er die Einheit mit dem unpersönlichen Brahman. Kehrte er in sein Normalbewusstsein zurück, pflegte er über Gott als göttliche Mutter, sein Idealbild, zu sprechen. Obwohl er Brahman erkannt hatte, verlor die Mutter nicht ihre Wirklichkeit für ihn. In unserem Sprachgebrauch besitzt der Begriff »Wirklichkeit« eine recht vage Bedeutung, was zu Verwirrung führen kann. Wenn es heißt, allein Brahman sei wirklich, bedeutet dies nicht, dass alles andere Täuschung wäre, sondern vielmehr, dass Brahman allein der allgegenwärtige Urgrund ist. Die Aspekte Gottes, die göttlichen Inkarnationen, besitzen ihren eigenen relativen Wirklichkeitsgrad. Das Gleiche gilt für die feinstofflichen und groben Objekte. Die Materialisten, die sich als bodenständig bezeichnen, leben in einer unrealistischen Welt, da sie sich auf die Ebene der groben Sinneswahrnehmung beschränken. Das Wahrnehmungsspektrum des erleuchteten Heiligen reicht vom Groben zum Feinstofflichen und vom Feinstofflichen zum Absoluten. Nur er kennt die tatsächliche Natur dieses Universums.

# KAPITEL 2

# Yoga-Praxis

**1. Mäßigung, Studium und die Hingabe aller Errungenschaften an Gott sind die einleitenden Yoga-Schritte.**

Nach der Erläuterung der Yoga-Ziele wendet sich Patanjali der Yoga-Praxis zu. Die vorbereitenden Schritte bezeichnet man als *kriya-yoga*, was wörtlich übersetzt bedeutet: »Arbeit in Richtung Yoga.« Die Begriffe *Mäßigung, Studium und Hingabe* bedürfen der Erläuterung, da sie im Sanskrit in einem anderen Bezugssystem stehen.

Das Wort »Mäßigung« entspricht dem von Patanjali in diesem Aphorismus verwendeten Sanskrit-Ausdruck *tapas* und bedeutet in seinem ursprünglichen Sinn das, was Hitze oder Energie erzeugt. Unter Tapas sind Übungen zu verstehen, die Energie bündeln, um sie auf das Ziel des Yoga, die Vereinigung mit dem Atman, zu lenken. Dazu bedarf es der Selbstdisziplin. Man muss seine physischen Neigungen und Leidenschaften beherrschen, was nichts mit unbarmherziger Selbstkasteiung zu tun hat. Man sollte vielmehr den positiven Aspekt hervorheben. Disziplin ermöglicht es, das Höchste zu erreichen.

Selbstdisziplin in negativem Licht zu sehen, bedeutet, zu der unterschwelligen Propaganda unserer Gesellschaft beizusteuern, die sich gegen ein spirituelles Leben stellt. Die meisten Menschen sprechen von der Selbstdisziplin und Kasteiung der Mönche mit respektvoller Abscheu, da sie eine solche Lebensweise für unnatürlich halten. Gleichzeitig aber befürworten sie diese, wenn es gilt, sich für einen Boxkampf oder ein Rennen vorzubereiten. Man versteht, warum jemand einen Boxkampf gewinnen möchte. Warum jemand Gott finden möchte, scheint weniger einleuchtend zu sein.

Strenge Enthaltsamkeit um ihrer selbst willen artet leicht in einen widernatürlichen Kult der Selbstquälerei aus. Übertreibung birgt die Gefahr, das eigentliche Ziel aus den Augen zu verlieren. Zahlreiche Vertreter derartiger Praktiken mit ihren härenen Hemden, Geißeln mit Knoten und Nagelbetten finden sich im Osten wie im Westen. In der Bhagavad-Gita verurteilt Sri Krishna derartige Praktiken ausdrücklich: »Wisse, dass die Menschen, die ihren Körper übermäßig kasteien, was die Schriften nicht vorschreiben, dämonischer Natur sind. Ihre Bindung an Sinnesobjekte und die Gier nach ihnen erfüllt sie mit Selbstsucht und Eitelkeit. In ihrem Wahn schwächen sie ihre Sinnesorgane und vergehen sich an mir, der ich in ihrem Körper wohne.«

Ebenso wie Buddha, rät Sri Krishna zur Mäßigung: »Yoga ist nichts für den Menschen, der zu viel isst, oder für jemanden, der unmäßig fastet. Er eignet sich nicht für den, der zu viel schläft oder übertrieben lange wacht. Der Mensch mäßige sich beim Essen und bei der Erholung, in seiner Tätigkeit, seinem Schlaf und seinem Wachen.«

An anderer Stelle in der Gita werden die drei Arten wahrer Selbstdisziplin definiert: »Ehrfurcht vor den tugendhaften Geistern, den Sehern, den Lehrern und den Weisen; Rechtschaffenheit, Arglosigkeit, körperliche Reinheit und Keuschheit. Die Ausübung dieser Tugenden wird als Disziplinierung des Leibes bezeichnet. Den anderen mit dem, was man sagt, nicht zu verletzen, stets wahrhaftig zu sein, wohlwollend und freundlich zu reden, regelmäßig die Schriften zu studieren – dies wird als Disziplinierung der Rede bezeichnet. Heiterkeit, Mitgefühl, Meditation über den Atman, Rückzug des Geistes von den Sinnesobjekten und Lauterkeit der Absichten nennt man geistige Disziplin.

Der Hindu versteht unter wahrer Disziplin nicht fanatische Selbstkasteiung, sondern eine stille und gesunde Selbstkontrolle. Der Körper soll nicht brutal geschlagen und gebrochen, sondern fest an die Zügel genommen werden. In der Katha-Upanishad heißt es: »Die Sinne, spricht der Weise, sind die Pferde. Die Straßen, auf denen sie traben, sind die Irrgärten der Begierden... Wenn es dem Menschen an Unterscheidungsvermögen fehlt und er seinen Geist nicht beherrscht, sind seine Sinne nicht zu zügeln, so wie die widerspenstigen Pferde des Wagenlenkers. Weiß der Mensch aber zu unterscheiden und seinen Geist zu beherrschen, lassen sich seine Sinne leicht führen, vergleichbar mit den gut trainierten Pferden eines Wagenlenkers... Der Mensch, der zu lenken und seinen Geist zu beherrschen versteht, wird das Ziel seiner Reise erreichen.«

Selbstdisziplin im Sinne des Sanskrit-Wortes Tapas zu üben, mag ebenfalls die regelmäßige Durchführung ritueller Gottesverehrung beinhalten. In diesem Zusammenhang muss allerdings zwischen dem christlichen und hinduistischen Verständnis von Ritual unterschieden werden.

Lässt man die Quäker außer Betracht, die das Ritual vollkommen ausschließen, sowie einige protestantische Sekten, die dessen Bedeutung als unwesentlich erachten, mag man sagen, dass die Christen die einzelnen rituellen Handlungen als wirksames und heilbringendes Sakrament verstehen. Als solche können sie nur von rechtmäßig geweihten Priestern oder Geistlichen vollzogen und gespendet werden. Die Teilnahme ist, zumindest bei den Katholiken, für die geistige Gesundheit und Erlösung unerlässlich.

Für den Hindu sind die einzelnen rituellen Handlungen lediglich Zeichen der Verehrung und Hilfen zur Meditation. Falls erforderlich, können sie von jedem Haushaltsvorstand in seinem eigenen Haus vorgenommen werden. Besonders für den Anfänger mögen Rituale wertvolle, aber keineswegs unentbehrliche Hilfen sein. Der einzelne Gläubige mag, je nach Veranlagung, Gott auf unterschiedlichen Wegen zu erreichen suchen. Kein Hindu-Lehrer wird jemals erwarten, dass *alle* seine Schüler einen einzigen Weg zu Gott beschreiten. Das Ritual der Hindus, das der Abendmahlsfeier am stärksten ähnelt, ist wohl durchdacht und kunstvoll ausgearbeitet. Seine Durchführung erfordert eine nahezu ununterbrochene Aufmerksamkeit, was für den umherwandernden Geist des Anfängers eine ausgezeichnete Konzentrationsübung bedeutet. Jede einzelne Handlung richtet die Aufmerksamkeit erneut auf den ihr zugrunde liegenden Gedanken. Man ist so beschäftigt, dass man an nichts anderes zu denken vermag. Gedanke und Handlung, Handlung und Gedanke bilden eine fortlaufende Kette. Es ist erstaunlich, welche verhältnismäßig hohe Konzentrationsstufe sich von Anfang an erreichen lässt. Zudem vermittelt das Ritual das Gefühl, Gott demütig und unmittelbar zu dienen.

Swami Brahmananda meint: »Es ist wesentlich, die spirituelle Reise an dem Punkt zu beginnen, an dem man steht. Weist man den Durchschnittsmenschen an, über seine Vereinigung mit dem absoluten Brahman zu meditieren, wird er dies nicht begreifen und weder die Wahrheit der Unterweisung erkennen noch in der Lage sein, ihr zu folgen. Erklärt man ihm aber, Gott mit Blumen, Weihrauch und anderem rituellen Beiwerk zu verehren, wird sich sein Geist allmählich auf Gott konzentrieren und sich der Gottesverehrung erfreuen.«

»Studium« im Sinne dieses Aphorismus bedeutet, sich mit den heiligen Schriften und anderen Büchern zu befassen, die das spirituelle Leben behandeln. Es bedeutet auch, Japam auszuüben, den Namen Gottes zu wiederholen (I, 28).

Die Früchte seiner Arbeit Gott zu weihen, ist vor allem für diejenigen von größter Bedeutung, die aufgrund ihrer Pflichten ein sehr aktives Leben führen. Diese geistige Übung wird *karmayoga* genannt. Man versteht darunter den Weg zur Vereinigung mit Gott mittels gottgeweihter Tätigkeit. Das Leben dessen, der den Weg des Karma-Yoga beschreitet, wird zu einem einzigen Gottesdienst, da er seine gesamte Tätigkeit Gott weiht und sie nicht in Erwartung persönlichen Gewinns oder Vorteils ausübt. Bei den in diesem Sinne ausgeführten Handlungen muss es sich selbstverständlich um »rechtschaffene« Tätigkeiten handeln. Man darf Gott niemals eine Handlung weihen, die man in diesem Moment und von dem betreffenden Zeitpunkt seiner Entwicklungsstufe aus als falsch erachtet. Man muss stets sein Bestes geben und Gott keine zweitklassige Arbeit darbringen.

Gott die Früchte seiner Arbeit darzubieten, bedeutet, ungebunden tätig zu sein. Hat man sein Bestes gegeben, darf man nicht enttäuscht sein, wenn die Arbeit erfolglos bleibt, man scharf kritisiert oder missachtet wird. Andererseits darf man weder stolz noch eitel werden, falls die Arbeit erfolgreich ist und Anklang findet. Nur man selbst weiß, ob man sein Bestes gegeben hat. Dieses Wissen ist der einzig rechtmäßige Lohn.

Wahrhaft große und lautere Frauen und Männer erfüllen ihre Pflicht in diesem Geiste, selbst wenn sie Atheisten sind. Fehlt ihnen die Gotteshingabe und ihr ideelles Ziel bewegt sich in Zeit und materieller Welt, werden sie der Verzweiflung wohl kaum entrinnen, falls ihr Werk offensichtlich zum Scheitern verurteilt und verloren ist. Derjenige, der den Weg des Karma-Yoga beschreitet, kennt keine Enttäuschung, da er sich nicht an die Früchte seines Handelns bindet. Sich nicht zu binden, bedeutet nicht, gleichgültig oder fatalistisch zu sein. Für ihn spielt es keine Rolle, ob er sich bemüht oder nicht, es kommt ja doch, wie es kommen muss. Die vielen Kritiker, die die hinduistische Philosophie als »fatalistisch« zurückweisen, beweisen damit, dass sie den Geist des Karma-Yoga in keiner Weise begriffen haben. Die Einstellung des Fatalisten seiner Arbeit gegenüber hat nichts mit Ungebundenheit zu tun, sondern ist vielmehr eine aus Schwachheit, Trägheit und Feigheit geborene Gleichgültigkeit. Erhascht er durch die Laune des Schicksals einen winzigen unverdienten Erfolg, verschwindet sein Fatalismus augenblicklich. Er wird seinem »Schicksal« für diesen Glücksfall nicht dankbar sein. Im Gegenteil, er wird der Welt verkünden, wie gut er gearbeitet hat und weshalb sein Erfolg wohl verdient sei.

2. **So mögen wir die Konzentrationskraft fördern und die Hindernisse auf dem Weg zur Erleuchtung beseitigen, die unsere Leiden verursachen.**

3. **Diese Hindernisse, die Ursachen menschlichen Leids, sind Unwissenheit, Egoismus, Bindung, Abneigung und der Wunsch, sich ans Leben zu klammern.**

4. **Unwissenheit verursacht alle anderen Hindernisse. Sie können latent oder spurenhaft existieren, sie können aber auch vorübergehend überwunden oder voll entfaltet sein.**

Selbstdisziplin, Studium und die Hingabe der Früchte seiner Arbeit an Gott sind die Vorbedingungen für die Konzentrationskraft, die den Zustand des vollkommenen Yoga ermöglicht. Hierin liegt ihr positiver Wert. Aber sie besitzen auch einen negativen Wert, der gleichermaßen bedeutsam ist. Sie dienen als Mittel zur Beseitigung der Hindernisse in unserem Geist, die die Konzentration und Erleuchtung erschweren.

Es empfiehlt sich, das Wort »Hindernis« eingehender zu betrachten, da sich das hinduistische und christliche Verständnis dieses Begriffs voneinander unterscheidet. Unter »Sünde« versteht der Christ im Allgemeinen einen Akt des Ungehorsams und der Undankbarkeit gegenüber Gott. Unter »Gott« versteht er Gott, den Vater, die Wirklichkeit, wie sie in Zeit und Raum als Vater und Schöpfer des Weltalls erscheint, den die Hindus Ishvara nennen (I, 23). Wenn Patanjali von einem »Hindernis« spricht, bezieht er sich eher auf die negative Auswirkung eines solchen Aktes, die wirbelnde Staubwolke der Unwissenheit, die sich erhebt und das Licht des Atman in uns verdunkelt. Der Christ hebt das Vergehen gegen Ishvara, der ein anderer ist als wir selbst, hervor, während im hinduistischen Denken das Vergehen gegen unsere eigene wahre Natur, den Atman in uns, betont wird.

Es handelt sich hierbei nicht um einen grundsätzlichen, wohl aber bedeutenden Unterschied in der Denkweise. Der Wert der christlichen Auffassung liegt darin, dass sie das Empfinden für die Bedeutung und Tragweite der Sünde verstärkt. Sie wird zu einem Wesen in Beziehung gesetzt, dem höchste Liebe und absoluter Gehorsam gebühren, dem Schöpfer und Vater. Der Wert der hinduistischen Sichtweise besteht darin, dass sie die Konsequenzen der Sünde, die Entfremdung von der Wirklichkeit in uns, darlegt.

Beide Sichtweisen bergen charakteristische Gefahren in sich, werden sie nicht richtig verstanden. Die Gefahr der hinduistischen Denkweise liegt in der Unfähigkeit, sich den Atman in einer Weise vorzustellen, wie man sich Ishvara mehr oder weniger vorzustellen vermag. Es fällt nicht schwer, sich Ishvara gegenüber zerknirscht zu fühlen und den Entschluss zu fassen, zumindest vorerst das Vergehen nicht zu wiederholen. Sich aufgrund eines Vergehens gegen den erleuchtenden Atman zu erheben, wird uns kaum bewusst, da wir ständig dem Irrtum verfallen, den Atman mit unserem Ego zu verwechseln. Einen Trinker oder Süchtigen entschuldigen wir nahezu mit den Worten: »Er hat nur sich selbst geschadet«, ohne zu erkennen, welche Tragik in einer solch unsinnigen Äußerung liegt. Nur selten erfasst uns in einer Woge der Erbärmlichkeit das Gefühl, uns dem Urgrund und Hort unseres Seins entfremdet zu haben. (»Wie weit bist Du von mir«, wehklagte ein großer Heiliger, »der ich Dir so nahe bin.«) Der Hindu sollte sich davor hüten, seine Sünden auf die leichte Schulter zu nehmen und einem oberflächlichen, auf der Reinkarnationslehre basierenden Optimismus zu verfallen. Er darf nicht denken: »In Wirklichkeit bin ich Atman und habe Millionen von Leben vor mir liegen, so viele ich möchte. Irgendwann werde ich meine wahre Natur erkennen. Warum also die Eile?« In seinen *Bekenntnissen* verurteilte Augustinus diese Einstellung mit den Worten: »Ich beklagenswerter junger Mann hatte Dich um Keuschheit angefleht und gebeten: »Gewähre mir Keuschheit und Enthaltsamkeit – aber noch nicht jetzt.««

Die Gefahr der christlichen Einstellung erweist sich als das genaue Gegenteil. Das hauptsächlich dualistisch denkende Christentum betont die Bedeutung von Ishvara (Gottvater) und setzt die Wirklichkeit des innewohnenden Atman, dessen Projektion Ishvara ist, herab. Der Wert dieser dualistischen Denkweise beruht darauf, dass sie den Menschen die Hingabe an Gott lehrt. Andererseits birgt sie die Gefahr übertriebener Selbstverachtung und lähmender Verzweiflung. Gottvater ist so ehrfurchtgebietend, Christus so rein und gut, und wir sind verdorbene und hoffnungslose Sünder, was dazu führt, dass wir in niedrigen Egoismus verfallen, indem wir uns mit unseren eigenen Schwächen identifizieren und glauben, ihnen niemals entrinnen zu können. Wir suhlen uns tatenlos im Schlamm der Schuldgefühle und vergessen unsere göttliche Natur und die sich daraus ergebende Verpflichtung, um Selbsterkenntnis zu ringen. In diesem Punkt kann Patanjali dem sündenbesessenen Christen helfen. Sein Begriff »Hindernis« ist angebracht, genau und unsentimental regt er zum positiven

Handeln an. Man unterwirft sich Hindernissen nicht und bemitleidet sich, sondern bemüht sich, sie aus dem Weg zu räumen.

Der Begriff »Sünde« ist auch noch aus einem anderen Grund irreführend. Der Sünde muss die Bestrafung folgen. Unglücklicherweise bleiben in der relativen Welt viele Sünden unbestraft, was zu dem unheilvollen Trugschluss führen mag, dass man Gott vielleicht austricksen und hier und da ungestraft davonkommen kann. Die christliche Literatur ist voll von Klagen, dass die Gottlosen wie der grüne Lorbeerbaum gedeihen und nichts dagegen unternommen wird. Der Mensch flüchtet sich in die abergläubische Vorstellung, Erdbeben, Überschwemmungen und Hungersnöte seien von Gott bewusst als Bestrafung kollektiver Sündhaftigkeit verhängt. Die göttliche Gerechtigkeit wird zur willkürlichen Zufälligkeit.

Der Begriff »Hindernis« lässt derartig irrige Vorstellungen nicht zu. Er stellt den Unterschied zwischen geistiger Bestrafung und die durch die Natur oder den Menschen auferlegte Strafe klar. Begeht man einen Mord, wird man wahrscheinlich, aber nicht mit Sicherheit verhaftet werden. Baut man eine Stadt in einem Erdbebengebiet oder vernachlässigt die Deiche oder die Landwirtschaft, werden einen wahrscheinlich, aber nicht mit Sicherheit, Erdbeben, Überschwemmungen oder Hungersnöte heimsuchen. Mit den spirituellen Folgen der Sünde hat dies nichts zu tun. Die Sünde zieht nur eine einzige gleichbleibende, unvermeidliche geistige Konsequenz nach sich. Sie schafft ein jeweils mehr oder weniger großes Hindernis auf dem Weg zur Erleuchtung und damit eine zwangsläufige Bestrafung, das heißt, die Entfremdung von dem Atman, die Identifizierung mit dem Ego und das daraus entstehende Leid. Man mag sich dieser Bestrafung nicht sofort bewusst sein. Den Auswirkungen kann man sich aber nicht entziehen.

Beurteilt man seine Gedanken und Handlungen aus der Sicht Patanjalis und fragt sich: »Vermehrt oder verringert dies die

Hindernisse auf meinem Weg zur Erleuchtung?«, entgeht man dem Irrtum, den sogenannten Sünden einen feststehenden Wert zuzuordnen und sie zu kategorisieren. Was für den einen falsch sein mag, kann für den anderen richtig sein, wie die Gita lehrt. Jeder von uns hat seine eigenen Sünden und Tugenden, was von seinen Pflichten, Verpflichtungen und der jeweiligen seelischen Verfassung abhängt. Es bleibt nur, sein Gewissen zu erforschen und sich zu bemühen, die jeweilige Motivation mit dem Hauptziel seines Lebens in Einklang zu bringen. Es werden sich mit Sicherheit Probleme in der Verhaltensweise einstellen. Man wird viele Fehler machen und kann nur hoffen, dass die Bestrebungen insgesamt in die richtige Richtung verlaufen.

Patanjali lehrt, seine Sünden mit einem gewissen Abstand zu betrachten, um weder in träge Gleichgültigkeit noch in nutzlose Abscheu zu verfallen. Der Chirurg duldet den Krebs nicht. Er schneidet ihn heraus. Andererseits schreckt er nicht entsetzt vor ihm zurück. Er untersucht ihn. Er bemüht sich zu verstehen, wie er gewachsen ist und wie ein erneutes Wachstum vermieden werden kann.

Wir sündigen nicht aus reiner Bosheit oder bloßer moralischer Dummheit. Unsere Vergehen haben einen Sinn und Zweck, den wir zuerst begreifen müssen, um sie nicht zu wiederholen. Im Grunde genommen sind sie der Schmerz über unsere Entfremdung von unserer wahren Natur, unserem Atman. Sie können uns dazu veranlassen, uns wieder mit dieser Natur zu vereinigen. Doch solche Versuche sind unweigerlich zum Scheitern verurteilt, da sie egoistischer Unwissenheit entspringen und uns so immer weiter von der absoluten Wirklichkeit entfernen.

Wir alle sind uns der Gegenwart des Atman in uns verschwommen bewusst. Wir alle sehnen uns nach dem Frieden, der Freiheit und der Sicherheit vollkommener Vereinigung mit dem Atman. Wir alle sehnen uns verzweifelt danach, glücklich zu sein. Aber die Ignoranz führt uns in die Irre. Sie versichert uns, dass der Atman nicht in uns sein kann und wir getrennte Einzelwesen sind. Und so beginnen wir, inmitten der flüchtigen Erscheinungen der äußeren Welt nach dieser schwach erahnten ewigen Glückseligkeit zu suchen. Wie das Moschustier in der Fabel, jagen wir diesem lockenden Duft nach, der in Wirklichkeit von uns selbst ausgeht. Wir stolpern, verletzen uns, ertragen endlose Mühsal, schauen aber niemals am richtigen Ort.

Der Tyrann, der Millionen von Menschen unterjocht, der Geizhals, der tausendmal mehr Geld hortet, als er jemals ausgeben kann, der Verräter, der seinen besten Freund verkauft, der Mörder, der Dieb, der Lügner und der Süchtige, sie alle wünschen sich letztlich nichts weiter als Sicherheit, Glück und Frieden. Wir suchen Sicherheit in der Anhäufung von Besitztümern mittels Gewalt oder Betrug oder durch die Vernichtung angeblicher Feinde. Wir suchen Glück in der Befriedigung der Sinne, durch Eitelkeit und Selbstbetrug. Wir suchen Ruhe, indem wir uns betäuben. Auf diese Dinge verwenden wir ungeheure Energie. Die Tragik der Sünde besteht in der fehlgeleiteten Energie. Wenn unsere Ignoranz uns nicht in die Irre führte, könnten wir mit weitaus weniger Aufwand die Vereinigung mit dem Atman finden.

Patanjali zufolge ist Nicht-Wissen die Ursache für alle anderen Hindernisse auf dem Weg zur Erleuchtung, für die Samskaras. Diese Neigungen treiben uns dazu, immer wieder zu sündigen oder Hindernisse aufzubauen. Durch die Macht des Verlangens, des Stolzes, der Wut und der Furcht entwickeln sich diese Hindernisse von selbst. In der Gita heißt es:

*Denken an Sinnesobjekte bindet an Sinnesobjekte.*
*Bist du gebunden, wird es zur Sucht.*
*Hinderst du die Sucht, wird sie zum Zorn.*
*Zorn aber verwirrt den Geist.*

*Ein verworrener Geist vergisst die Lektion der Erfahrung.*
*Ist die Erfahrung vergessen, verlierst du*
*dein Unterscheidungsvermögen.*
*Hast du dein Unterscheidungsvermögen verloren,*
*Verpasst du das einzige Ziel des Lebens.*

Bis zu einem gewissen Grad finden sich die Hindernisse bei jedem, der noch nicht den höchsten Samadhi, die vollkommene Vereinigung mit dem Atman, erreicht hat. Patanjali spricht von vier Stufen des Nicht-Wissens.

Die Hindernisse können latent vorhanden sein, wie bei einem kleinen Kind, dessen bereits bestehende Neigungen sich erst später im Leben zeigen. Dies trifft wohl auch für jene Yogis zu, denen es nicht gelingt, sich bindungslos zu konzentrieren und daher mit den Naturkräften verschmelzen (I, 19). Kehren sie ins irdische Dasein zurück, was unumgänglich ist, werden sie mit denselben Hindernissen konfrontiert, die ihr ursprüngliches Versagen verursachte.

Es gibt Yogis, deren Geist noch Spuren von Hindernissen enthält. Ihre Samskaras wirken zwar infolge des Antriebs vergangenen Karmas weiter, aber ihre Kraft ist weitgehend eingeschränkt, weshalb sie keine ernsthafte Gefahr bilden, solange der Betreffende vor ihnen auf der Hut ist.

Die Hindernisse, oder zumindest eine Gruppe von ihnen, mögen durch die Kultivierung von Gedanken und Tugenden, die das Nicht-Wissen erhellen, vorübergehend überwunden worden sein. Wenn wir beharrlich fortfahren, werden die Hindernisse allmählich verkümmern.

Schließlich können die Hindernisse voll entwickelt vorhanden sein. In diesem tragischen Zustand befindet sich der weltlich gesinnte Durchschnittsmensch.

**5. Das Nicht-Ewige als das Ewige, das Unreine als das Reine, das Schmerzliche als Vergnügen und den Nicht-Atman als den Atman zu betrachten, ist Ignoranz.**

**6. Bewusstsein mit der Reflexion von Bewusstsein zu identifizieren, ist Egoismus.**

Patanjali definiert Nicht-Wissen als falsche Identifizierung, als Fehldeutung der wahren Natur. Wenn ich sage: »Ich bin dieser Körper, mit Namen Patanjali«, betrachtet man den Nicht-Atman als den Atman. Diese Unkenntnis führt unweigerlich zu unzähligen Irrtümern. Leugnet man den Atman in sich selbst, leugnet man ihn überall. Man missdeutet die Natur. Man verweilt bei dem Äußeren der Dinge und sieht das Universum als Vielfalt, nicht als Einheit.

Reine Freude und ewigen Frieden findet man nur in der Einheit mit dem Atman. Unsere Unwissenheit hindert uns an dieser Vereinigung. Das vage, irrende Sehnen nach wahrem Glück bleibt, was uns treibt, es in der äußeren Welt zu suchen. Wir sehen uns gezwungen, armseligen Ersatz zu akzeptieren und versuchen uns einzureden, sie seien echt und vertretbar. Anstelle an Ewiges, klammern wir uns an das, was uns relativ beständig zu sein scheint. Anstelle von Reinheit, achten wir relativ Reines. Statt wahren Glücks, klammern wir uns an zeitweiliges Vergnügen. Doch unsere Befriedigung währt nur kurz. Der stärkste Turm fällt, die schönste Blume welkt in unserer Hand und das klarste Wasser wird brackig und stinkend. Die Unwissenheit hat uns wie stets betrogen. Doch während wir uns enttäuscht abwenden, fällt unser Auge auf ein neues Objekt, das unsere Sinne anspricht und unser Begehren weckt. Und so geht die hoffnungslose Suche weiter.

Der Kernpunkt der Unwissenheit liegt in der Identifizierung des Atman, der reines Bewusstsein ist, mit dem Mentalkörper,

»der das Bewusstsein nur widerspiegelt«, was Patanjali als Egoismus bezeichnet.

Die Kena-Upanishad fragt: »Auf wessen Befehl denkt der Verstand? Wer gebietet dem Körper zu leben? Wer lässt die Zunge sprechen? Wer ist das strahlende Wesen, das das Auge auf Farbe und Form und das Ohr auf den Klang lenkt? Der Atman ist das Ohr des Ohres, der Verstand des Verstandes und die Sprache der Sprache. Er ist der Atem des Atems und das Auge des Auges. Sobald er den Atman nicht mehr mit dem Verstand und den Sinnen identifiziert und erkennt, dass der Atman Brahman ist, wird der Weise unsterblich.«

Die westliche Philosophie hat hinsichtlich der Bewusstseinsfrage zwei Gedankenschulen hervorgebracht, den Materialismus und den Idealismus. Die Materialisten glaubten, Bewusstsein beruhe auf einem Entwicklungsprozess. Es entstehe im Rahmen bestimmter Voraussetzungen und gehe verloren, wenn diese nicht mehr existierten, was bedeutet, dass Bewusstsein nicht an eine einzelne Substanz gebunden ist. Im Gegensatz dazu vertrat der Idealist die Auffassung, dass Bewusstsein zum Verstand gehört und schwindet, wenn dieser seine Tätigkeit einstellt.

Die modernen Wissenschaftler neigen eher dazu, beide Hypothesen zu verwerfen und anzunehmen, dass Bewusstsein immer und überall im Universum gegenwärtig ist, obwohl dies mithilfe wissenschaftlicher Methode nicht immer nachgewiesen werden kann. In diesem Punkt nähern sie sich dem Standpunkt des Vedanta an. Es gibt einige bemerkenswerte Wissenschaftler, die sich mit der indischen Philosophie befasst haben. Erwin Schrödinger schreibt in seinem Buch *Was ist Leben*:

»Bewusstsein wird niemals im Plural, sondern stets im Singular erfahren. ... Wie entsteht die (von den Verfassern der Upanishaden entschieden bestrittene) Vorstellung von Pluralität? Bewusstsein ist eng verbunden mit dem physischen Zustand eines begrenzten Materiebereichs, dem Körper, und davon abhängig. … Da es eine große Vielzahl ähnlicher Körper gibt, liegt es nahe, sich Bewusstsein oder Geist in der Vielzahl vorzustellen. Wahrscheinlich haben einfache Leute diese Hypothese ebenso übernommen wie die meisten westlichen Philosophen. … Es bleibt nur die unmittelbare Erfahrung, dass Bewusstsein Singular ist, dessen Plural wir nicht kennen. Was als Vielzahl in Erscheinung tritt, ist lediglich eine Reihe von unterschiedlichen Aspekten dieses Einen, hervorgerufen durch Täuschung (Maya). In gleicher Weise unterliegen wir der Täuschung in einer Spiegelgalerie. Der Gaurisankar und der Mt. Everest stellten sich als derselbe Gipfel heraus, nur betrachtet aus verschiedenen Tälern….

Jeder von uns hat den Eindruck, dass Erfahrung und Erinnerung eine Einheit bilden, die sich von der einer anderen Person durchaus unterscheiden. Wir sprechen von unserem »Ich«. *Was ist dieses Ich*?

Betrachtet man es näher, wird man wohl feststellen, dass es sich nur um eine Anhäufung von einzelnen Gegebenheiten und Erinnerungen handelt, sozusagen die Leinwand, *auf der* diese festgehalten sind. Eine eingehende Selbstbetrachtung wird zeigen, dass dieses angebliche »Ich« genau dieser Grundstoff ist. Man mag in ein fernes Land ziehen, seine Freunde aus den Augen verlieren, sie fast vergessen, neue Freunde gewinnen und sein Leben mit ihnen wie mit den alten teilen. Die Erinnerung an das frühere Leben mag mit der Zeit verblassen und man wird vom »Jüngling, der ich war« sprechen. Die Hauptfigur des Romans, den man gerade liest, steht einem wahrscheinlich näher. Dennoch gab es keinen unmittelbaren Bruch oder Tod. Selbst wenn ein geschulter Hypnotiseur alle Erinnerungen in einem Menschen auszulöschen vermag, hat er nicht *ihn* getötet. In keinem Fall muss der Verlust eines persönlichen Daseins beklagt werden. … Dies wird niemals geschehen.«

**7. Bindung bedeutet, bei dem Angenehmen zu verweilen.**

**8. Abneigung bedeutet, bei dem Leid zu verweilen.**

Beide sind Hindernisse auf dem Weg zur Erleuchtung. Sie behindern die relative Kenntnis einer Person oder eines Objektes. Man kann keinen objektiven, sachlichen Blick für den Charakter eines Menschen gewinnen, dem man blind vertraut oder gegenüber dem man Abneigung hegt. Der geistige Sucher darf die Dinge dieser Welt nicht zu sehr lieben, darf sie aber auch nicht hassen. Abneigung ist eine Form von Bindung. Wir binden uns an das, was wir hassen oder fürchten. In unserem Leben werden wir immer wieder mit verschiedenen Aspekten desselben Problems, derselben Gefahr konfrontiert werden, solange wir uns der Schwierigkeit widersetzen oder vor ihr davonlaufen, anstatt sie zu untersuchen und zu lösen.

**9. Der Wunsch, sich an das Leben zu klammern, wohnt dem Unwissenden wie dem Gebildeten inne, da der Geist die Todeserfahrung zahlreicher früherer Inkarnationen speichert.**

Die frühen Christen behielten die den Hindus und Buddhisten geläufige Reinkarnationslehre bei, verwarfen sie jedoch später. Diese Lehre wurde bereits angesprochen (I, 2, 18 und 19).

Prakriti wird als die Auswirkung oder Kraft von Brahman, der absoluten Wirklichkeit, definiert (I, 17). Mit anderen Worten, die Illusion (*maya*) eines objektiven, raum-zeitlichen Universums ist eine Widerspiegelung der Realität. Prakriti und Brahman müssen demnach nebeneinander bestehen und ohne Anfang und Ende sein. Prakriti wird fortfahren, das Gewebe des Universums zu spinnen, es in sich hineinzuziehen und erneut zu weben.

Gleichzeitig verläuft innerhalb des Universums ein anderer Prozess. Es liegt in der Natur des individuellen Ichbewusstseins, sich langsam über unzählige Geburten und Tode zur Selbstverwirklichung emporzuarbeiten, vom Unbeseelten zum Beseelten, von der Pflanze zum Tier, vom Tier zum Menschen. Der Atman ist im Stein gleichermaßen gegenwärtig wie im Menschen. Solange der Stein ein Stein bleibt, vermag er sich nicht als Atman zu erkennen. Er muss sich über höhere Lebensformen entwickeln, bis er schließlich die menschliche Ebene erreicht. Nur im menschlichen Geistkörper vermag das individuelle Ego seine wahre Natur zu erkennen und so vom Reinkarnationszyklus befreit zu werden.

Während dieses ungeheuer langen Weges zur höchsten Bewusstseinsstufe ist das Individuum dem Karma-Gesetz unterworfen. Seine Wünsche und Handlungen bestimmen die Geschwindigkeit seines Fortschritts. Es errichtet oder beseitigt die Hindernisse auf dem Weg zur Erleuchtung selbst. Sein gegenwärtiger Zustand wird fortlaufend vom Karma seiner Vergangenheit bestimmt und erzeugt ständig das zukünftige. Weder Tod noch Wiedergeburt unterbrechen diesen Prozess. Das Individuum wird lediglich mit einem Körper, einem Verstand, einem Charakter und in einem sozialen Umfeld wiedergeboren. Diese Aspekte spiegeln die Gesamtsumme seiner karmischen Bilanz in diesem Moment wider.

Die Reinkarnationslehre ist vielen Menschen höchst unsympathisch, da sie jeden Einzelnen für seine augenblicklichen Gegebenheiten unmittelbar verantwortlich macht. Niemand mag sich dieser Verantwortung stellen. Einige ziehen es vor, Gott, den Eltern oder dem politischen System die Schuld zuzuweisen. Lehnen wir eine Wiederverkörperung ab und behaupten, zum ersten Mal geboren worden zu sein, weisen wir die Verantwortung für unser Geschick zurück, was darauf hinausläuft, dass Gott, unser Erbgut und unser Umfeld es bewirkt haben müssen. Sind wir physisch oder wirtschaftlich benachteiligt, liefert uns diese Einstellung allen Grund zur Klage. Wir bejammern und verdammen unser Schicksal und finden immer eine Entschuldigung für unsere Schwächen und unsere Fehler.

Die Reinkarnationslehre, die auf den ersten Blick grausam und herzlos erscheint, beinhaltet in Wirklichkeit den hoffnungsvollen Glauben an die Gerechtigkeit und Ordnung des Universums. Falls wir es sind und nicht Gott, unsere Eltern oder Mitmenschen, die unsere derzeitige Situation herbeigeführt haben, dann sind allein wir es, die sie zu ändern vermögen. Es gibt keine Entschuldigung für Selbstmitleid und keinen Grund zu verzweifeln. Wir sind nicht hilflos dem Verderben ausgesetzt und stehen nicht unter einem mysteriösen vorgeburtlichen Fluch. »Der Fehler, teurer Brutus, liegt nicht in unseren Sternen…« Alles, was wir benötigen, sind Mut und Entschlossenheit, den Kampf nicht aufzugeben.

Bisweilen sind die Auswirkungen des karmischen Gesetzes offensichtlich, zumindest im Rückblick. Blickt man auf seine Leben zurück, kann man erkennen, wie unter verschiedenen Umständen ein bestimmter Charakterzug immer wieder dieselbe Situation hervorgebracht hat. Daraus lässt sich schließen, dass die sogenannten Zufälle ebenfalls diesem Gesetz unterliegen müssen. Die Wissenschaft entdeckt immer wieder neue Fäden von Ursache und Wirkung im Geflecht des Lebens. Die Psychologie erklärt, dass viele »Zufälle« gar keine Zufälle sind, sondern die Folgen des unbewussten Wunsches, einem heiklen Problem zu entrinnen, selbst auf Kosten eines Arm- oder Beinbruchs. Ebenso können echte Symptome einer körperlichen Krankheit als unmittelbare Folge einer emotionalen Verspannung auftreten und nicht, weil man unglücklicherweise einen »Bazillus aufgeschnappt« hat, wie man bislang annahm.

In diesem Aphorismus bekräftigt Patanjali seinen Glauben an die Reinkarnation und bietet indirekt den Beweis für diese Lehre an. Wie könnte man den Tod so sehr fürchten, ohne ihn jemals erlebt zu haben?

Sobald die Schale der Enteneier bricht, die von einer Henne ausgebrütet wurden, streben die Entlein zum Wasser und beginnen zu schwimmen. Wer hat es sie gelehrt? Mit Sicherheit nicht die Henne, die hinter ihnen gackert, da sie fürchtet, sie könnten ertrinken. Man sagt, die Kleinen schwimmen »instinktiv«. Man fürchtet sich also instinktiv vor dem Tod.

Was ist Instinkt? Einem aktuellen amerikanischen Wörterbuch zufolge, versteht man unter Instinkt »ein angeborenes Verhaltens- und Reaktionsmuster, das einer gegebenen biologischen Erbmasse gemeinsam ist«. Die Yoga-Philosophie spricht von »innerer Vernunft«, das heißt, einer unbewusst gewordenen Erfahrung. Beide Definitionen stimmen darin überein, dass es sich um die Erinnerung einer Erfahrung handelt, die von der jeweiligen Spezies vererbt wird oder die ein Individuum über viele Geburten hinweg bewahrt.

Während der Verfechter der Vererbungslehre die Reinkarnationslehre ablehnen wird, würde der Anhänger der Yoga-Philosophie beide Auffassungen in Einklang bringen, indem er erklärt, das Wesen müsse aufgrund seines Karmas als Ente wiedergeboren werden und somit deren Eigenschaften, wie die Fähigkeit zu schwimmen, »erben«. Der Begriff Instinkt beantwortet also nicht die Frage, warum sich der Mensch vor dem Tode fürchtet.

Es gibt noch einen weiteren Grund diesen »Beweis« für die Reinkarnation, den Patanjali anführt, als unzureichend zu betrachten. Warum sollte unsere Furcht vor dem Tode *notwendigerweise* von einer gespeicherten Erfahrung abhängen? Nehmen wir an, es gab keine frühere Todeserfahrung. Macht dies die Sache nicht noch beängstigender? Gibt es etwas Furchterregenderes als das völlig Unbekannte? »Ach! Aber sterben«, ruft Shakespeares Claudio aus, »und an einen Ort gehen, den wir nicht kennen. …!«

Damit ist die Frage noch nicht ausreichend beantwortet. Vielleicht ist Patanjalis Beweis der Reinkarnation, der sich auf die Erinnerung an die Todeserfahrung stützt, letztlich doch berechtigt. In der Brihadaranyaka-Upanishad heißt es:

»Es gibt zwei Zustände für den Menschen, den in dieser Welt und den in der nächsten. Der dritte, dazwischenliegende Zustand kann mit dem Traum verglichen werden. Bewegt sich der Mensch in diesem Zwischenstadium, erlebt er den Zustand in dieser und den in der nächsten Welt. Nach seinem Tod lebt er nur in dem feinstofflichen Körper, in dem seine vergangenen Taten ihre Spuren hinterlassen haben. Erhellt vom Licht des Atman, nimmt er sie wahr. Das reine Licht des Atman gewährt ihm Licht. In diesem Zwischenzustand erlebt er nicht nur sein vergangenes Leben in dieser Welt, sondern sieht auch die Übel und Segnungen voraus, die auf ihn zukommen werden, die, basierend auf seinem Charakter, seine negative oder positive Verhaltensweise auf Erden bestimmt haben. Auf dieser Ebene erfährt der Mensch den zweiten Zustand oder sein zukünftiges Leben in der Welt.«

Nach dieser Definition handelt es sich bei dem »Zwischenzustand« um einen gewissen lichten Augenblick nach dem Tode, in dem das Individuum Bestandsaufnahme seiner selbst nimmt, auf seine vergangenen Taten und deren Folgen blicken muss, die sich in seinem nächsten Leben unweigerlich niederschlagen werden. In dem klaren, schonungslosen Licht des Atman, das ihm noch fremd ist, erkennt er, was er aus sich gemacht hat. Diese Erfahrung wird für die meisten von uns äußerst demütigend und schmerzvoll sein. In einem solchen Augenblick werden uns Scham, Entsetzen und Reue überkommen, deren Intensität wir uns zu Lebzeiten auf der Erde wohl kaum vorzustellen vermochten.

Schließt man in den Begriff »Todeserfahrung« das Erleben dieses Zwischenzustandes mit ein, lässt sich leicht erkennen, warum uns die unterbewusste Erinnerung daran mit instinktivem Entsetzen erfüllt, einem Entsetzen, das die Furcht vor dem Unbekannten bei weitem übersteigt. Allein der erleuchtete Heilige kann völlig frei von Todesangst sein, da für ihn dieser Zwischenzustand nicht mehr infrage kommt. Er ist bereits hier auf der Erde für das Leben der Sinne »erstorben«. Mit zunehmendem spirituellen Wachstum wird die Todesfurcht allmählich verschwinden. Diese Überlegungen dürften Patanjalis Beweis für die Reinkarnation erhärten.

Gleichgültig aus welchem Grund, bildet der Wunsch, den Tod hinauszuzögern und sich an das irdische Leben zu klammern, eines der größten Hindernisse auf dem Weg zur Erleuchtung. Am Leben zu haften, bedeutet, sich an das normale Sinnesbewusstsein zu klammern und den überbewussten Zustand, in dem allein der Atman erkannt werden kann, zu meiden.

**10. Wurden diese Hindernisse bis auf ihre Spuren reduziert, können sie durch die Auflösung des Geistes zurück in seinen Ursprung ausgemerzt werden.**

**11. In ihrer voll entwickelten Form können sie durch Meditation überwunden werden.**

Betrachten wir diese beiden Aphorismen in umgekehrter Reihenfolge, da die Hindernisse zuerst in ihrer voll entwickelten oder groben Form überwunden werden müssen (I, 4). Man hat den Vorgang mit dem Waschen eines schmutzigen Kleidungsstückes verglichen. Zuerst muss der Schmutz mit Seife gelöst und dann mit Wasser ausgespült werden. Die »Seife« steht für die Ausübung der »vorbereitenden Schritte auf dem Yoga-Pfad« (Mäßigung, Studium und Hingabe der Früchte seiner Arbeit an Gott). »Wasser« steht für Meditationsausübung. »Seife« und

»Wasser« sind beide unverzichtbar für die ordentliche Reinigung des »Gewebes« des Geistes. Das eine kann nicht ohne das andere wirken.

Wurden die Hindernisse in ihrer voll entwickelten Form überwunden, werden sie noch spurenhaft als Neigungen (Samskaras) existieren, die erst dann zerstört werden, wenn sich der Geist in seinem Ursprung, in Prakriti, auflöst, aus dem er hervorging (I, 41-51).

**12. Die latenten Neigungen eines Menschen entstanden durch seine vergangenen Gedanken und Handlungen. Diese Neigungen werden Früchte tragen, in diesem Leben und in künftigen Leben.**

**13. Solange die Ursache existiert, wird sie Früchte tragen, das heißt, Wiedergeburten, ein langes oder ein kurzes Leben sowie die Erfahrungen von Freude und Schmerz.**

**14. Die Erfahrungen von Freude und Schmerz sind die Früchte von Verdienst und Vergehen.**

**15. Ein Mensch mit geistigem Urteilsvermögen betrachtet alle diese Erfahrungen als schmerzvoll. Denn selbst der Genuss der gegenwärtigen Freude ist schmerzlich, da wir bereits ihren Verlust befürchten. Vergangene Freuden sind leidvoll, weil die Eindrücke, die sie hinterlassen haben, erneutes Begehren in uns weckt. Wie kann Glück von Dauer sein, wenn es von unseren Stimmungen abhängt? Stimmungen verändern sich laufend, je nachdem welcher der ständig im Widerstreit liegenden drei Gunas den Geist beherrscht.**

Das Wirken des Karma-Gesetzes (I, 2, 18, 19) und die Natur und Funktion der Gunas (I, 17) wurden bereits ausführlich dargelegt. Patanjali warnt uns vor dem Gedanken, einige unserer Gedanken und Taten seien ohne Konsequenzen, weil sie nicht offenkundig sind. Unser Handeln hat zu latenten Neigungen geführt, die zur gegebenen Zeit Früchte tragen, vielleicht indem sie die Zeitspanne und Umstände zukünftiger Leben bestimmen. Verdienstvolle Handlungen werden sich »angenehm« auswirken, wobei »angenehm« und »schmerzvoll« relative Begriffe sind. Wie »gut« und »schlecht«, »heiß« und »kalt«, »glücklich« und »unglücklich« handelt es sich um ein »Gegensatzpaar«, das die scheinbaren Widersprüche bildet, die wir in der äußeren Welt erleben, wie es die Gita ausdrückt. Aus Sicht des Menschen mit geistigem Unterscheidungsvermögen ist jede Erfahrung leidvoll, da sie uns an diese Welt bindet und das Begehren unserer Sinne fortwährend anregt. Die einzig wahre Glückseligkeit ist die Einheit mit dem Atman. Alles andere »Glück« ist relativ, flüchtig und daher falsch.

**16. Zukünftiges Leid kann vermieden werden.**

Es gibt drei Arten von Karma, das bereits geschaffene und gespeicherte Karma, das sich in einem zukünftigen Leben auswirken wird; das in der Vergangenheit oder einem früheren Leben geschaffene Karma, das sich im gegenwärtigen Moment auswirkt; und das Karma, das wir jetzt im Begriff sind durch unsere Gedanken und Taten zu erschaffen. Das bereits bestehende Karma entzieht sich unserer Kontrolle. Wir können nur auf seine Auswirkungen warten und diese mutig und geduldig annehmen. Das Karma, das wir gegenwärtig erschaffen, »das zukünftige Leid«, kann vermieden werden. Nicht, indem man aufhört zu handeln, was, selbst wenn man es wollte, unmöglich wäre, sondern indem man aufhört, die Früchte des Handelns für sich selbst zu begehren. Weihen wir die Früchte unseres Handels Gott, werden wir das karmische Rad allmählich umkehren und Leid vermeiden.

**17. Dieses Leid entsteht durch falsche Identifizierung des Erfahrenden mit dem Objekt der Erfahrung. Es kann vermieden werden.**

Der »Erfahrende« ist der Atman, unsere wahre Natur. Das »Objekt der Erfahrung« ist die gesamte Erscheinungswelt, Verstand und Sinne mit eingeschlossen. In Wirklichkeit existiert nur der Atman, »der Eine allein«, der ewig frei ist. Aufgrund von Maya, dem Schleier unserer gegenwärtigen misslichen Lage, wird der Atman fälschlicherweise für das individuelle Ego gehalten, das den Gedankenwelten unterworfen ist, die sich erheben und den Geist beunruhigen. Aus diesem Grunde bilden wir uns ein, wir seien »unglücklich« oder »glücklich«, »verärgert« oder »wollüstig«. Die Gita belehrt uns, dass dies in Wirklichkeit nicht der Fall ist:

*Die erleuchtete Seele...*
*Denkt stets: »Ich tue nichts.«*
*Was immer sie sieht, hört, fühlt, riecht, isst...*
*Eines weiß sie immer:*
*Nicht ich höre, sehe.*
*Es sind die Sinne, die hören und sehen*
*Und die Dinge der Sinne berühren.*

Solange der Erfahrende fälschlicherweise mit dem Objekt der Erfahrung identifiziert wird, vermögen wir den Atman, unsere wahre Natur, nicht zu erkennen. In dem Glauben, Sklaven der Erfahrung zu sein, bleiben wir in Fesseln.

Swami Vivekananda schreibt: »Man erzählt sich, dass Indra, der König der Götter, einst ein Eber wurde, der sich im Dreck wälzte. Er hatte eine Sau und viele Ferkel und war glücklich. Einige Götter sahen seine Misere und erklärten: »Du bist der König der Götter. Alle Götter stehen unter deiner Herrschaft. Warum bist du hier?« Indra erwiderte: »Sorgt euch nicht um mich. Mir geht es hier gut. Solange ich diese Sau und die Ferkel habe, liegt mir nichts am Himmel.« Die Götter waren ratlos. Nach einer Weile beschlossen sie, die Sau und die Ferkel zu erschlagen. Als sie alle tot waren, begann Indra zu weinen und zu trauern. Dann schlitzten die Götter seinen Schweinekörper auf. Als er heraustrat, lachte er, denn er erkannte seinen abscheulichen Traum. Er, der König der Götter, war ein Schwein geworden und hatte geglaubt, dieses Schweine-Dasein sei das einzige Leben, und sogar gewünscht, das gesamte Universum müsse es teilen! Wenn sich der Atman mit der Natur identifiziert, vergisst er, dass er rein und unendlich ist. Der Atman liebt nicht. Er *ist* Liebe. Er existiert nicht, er *ist* das Sein selbst. Der Atman erkennt nicht, er *ist* Erkenntnis. Es ist ein Fehler zu sagen, der Atman liebe, existiere und erkenne. Liebe, Sein und Erkenntnis sind keine Eigenschaften des Atman, sondern seine Essenz. Spiegeln sie sich in etwas wider, mag man von Eigenschaften dieses Etwas sprechen. Es handelt sich nicht um Eigenschaften, sondern um das Wesen des Atman, des ewigen absoluten Seins, das weder Geburt noch Tod kennt und in seiner eigenen Herrlichkeit ruht. Er ist nur scheinbar so tief gesunken, dass er zu quieken und beißen beginnt, erklärt man ihm: »Du bist aber kein Schwein.«

Dieses Schwein, das kein Schwein ist, kann mitunter ein sehr gefährliches Tier werden. Die Macht des Tamas in unserer Natur ist so gewaltig, dass wir es hassen, gestört zu werden. Wir verabscheuen jede neue Vorstellung, besonders wenn sie uns zwingt, Veränderungen in unserem Leben vorzunehmen. Wenn spirituelle Lehrer erklären, wir seien nicht Schweine, sondern Gott, sind wir durchaus willens, sie zu verfolgen und zu kreuzigen.

**18. Das Objekt der Erfahrung besteht aus den drei Gunas, dem Prinzip der Erleuchtung (sattva), der Aktivität (rajas) und der Trägheit (tamas). Aus diesen hat sich das gesamte Universum entwickelt, zusammen mit den Instrumenten der Wahrnehmung, dem Verstand, den Sinnen und so fort, sowie den wahrgenommenen Objekten, wie den physischen Elementen. Das Universum existiert, damit der Erfahrende es erfahren und somit befreit werden kann.**

Der letzte Satz dieses Aphorismus besitzt besondere Bedeutung. Mit ihm spricht Patanjali die »Schweine-Menschen« an, diejenigen, die sich weiterhin im Dreck wälzen wollen.

Diese Menschen werden zornig, erklärt man ihnen, dass jede Sinneserfahrung letztendlich leidvoll ist. Sie erachten eine solche Philosophie als feige und temperamentlos. Ihrer Ansicht nach sollte man sich vor dem Vergnügen nicht fürchten, sondern den flüchtigen Augenblick ergreifen und genießen, ohne an die Konsequenzen zu denken. Sie zitieren entsprechende Dichter (viele der strahlendsten schreiben Schweine-Poesie) und erklären, dass »eine Stunde erfüllt von Lebensgenuss ein Lebensalter ohne Namen aufwiege« und Patanjali eine ängstliche, alte und griesgrämige Großmutter sei.

Auf diesen Vorwurf erwidert Patanjali: »Ihr seid es, die ihr euch fürchtet und vor der Erfahrung zurückschreckt. Ihr redet ständig über euer Vergnügen, kennt aber die Freude nicht. Ihr versucht es nicht einmal, ihr Wesen zu ergründen. Das Reich der Sinneserfahrung gleicht einem großen Buch. Wer es gewissenhaft durchliest, wird am Ende erkennen, dass es nichts außer dem Atman gibt. Keine Erfahrung ist vergebens, keine Buchseite überflüssig, vorausgesetzt der Leser lernt etwas daraus und geht zur nächsten über. Ihr aber lernt nicht. Ihr geht niemals weiter. Ihr lest dieselbe Seite immer und immer wieder und wiederholt dieselbe bedeutungslose Erfahrung, vergleichbar mit einem Mann, der schlaftrunken liest und kein einziges Wort begreift.«

Um es mit einem indischen Sprichwort auszudrücken: »Die Biene kam, um den Honig zu saugen, aber ihre Füße blieben daran kleben.« Wir können das Schicksal der Biene nur vermeiden, wenn wir unser Leben als eine fortwährende Suche nach Bedeutung betrachten, die Erfahrung, zwischen dem Wirklichen und Unwirklichen zu unterscheiden. Mit dieser Einstellung werden wir angenehme und schmerzliche Erfahrungen gleichermaßen begrüßen. Es wird uns nicht schaden. Die Wahrheit liegt in jeder Erfahrung und in jedem Objekt des Universums verborgen. Alles, was uns im Laufe des Tages begegnet, mag es noch so nichtig erscheinen, birgt einen winzigen Anhaltspunkt, der uns zu tieferem spirituellen Verständnis und schließlich zur Befreiung führt.

**19. Die Gunas durchlaufen vier Stadien – grob, subtil, ursprünglich und unentwickelt.**

Wenn das Universum nur in seiner potenziellen Form existiert, liegen die Gunas in vollkommenem Gleichgewicht vor. Ihr Zustand wird als unentwickelt oder »ungezeichnet« beschrieben. Beginnt sich das Universum zu entwickeln und das Gleichgewicht der Gunas wird gestört, erwacht allmählich das kosmische Ichbewusstsein oder Mahat. Dieser Zustand wird als ursprünglich oder »angedeutet« bezeichnet. Die nächste Stufe, wenn die Gunas eine Verbindung eingegangen sind, die den Geist und das innere Wesen der Dinge bildet, wird als subtil oder »undefiniert« beschrieben. Hat das Universum schließlich seine äußere, physische Manifestation erreicht, bezeichnet man den Zustand der Gunas als grob oder »definiert«.

**20. Der Atman, der Erfahrende, ist reines Bewusstsein. Er scheint die wechselnden Farben des Geistes anzunehmen. In Wirklichkeit ist er unwandelbar.**

**21. Das Objekt der Erfahrung existiert nur, um den Zwecken des Atman zu dienen.**

**22. Obwohl das Objekt der Erfahrung für den, der den Zustand der Befreiung erlangt hat, unwirklich wird, bleibt es für alle anderen Wesen Wirklichkeit.**

**23. Der Atman, der Erfahrende, wird mit Prakriti, dem Objekt der Erfahrung, identifiziert, damit die wahre Natur von Prakriti und dem Atman erkannt werde.**

**24. Diese Identifizierung geschieht aufgrund von Nicht-Wissen.**

**25. Wurde die Unwissenheit beseitigt, schwindet diese Identifizierung. Dann gibt es keine Bindung mehr. Der Erfahrende ist unabhängig und frei.**

Diese Aphorismen scheinen auf den ersten Blick widersprüchlich zu sein. Es mag verwirrend klingen, wenn Patanjali von einer Identifizierung des Erfahrenden mit dem Objekt der Erfahrung spricht, damit die wahre Natur beider erkannt werde, und hinzufügt, dass diese Identifizierung aufgrund von Nicht-Wissen geschieht. Er scheint diese Ignoranz zu akzeptieren und in gewisser Weise sogar zu befürworten. Andererseits ist Unwissenheit nicht gerade wünschenswert. Wäre es nicht besser, man hätte sich niemals von dem Atman entfernt und niemals aufgehört, sich seiner wahren Natur bewusst zu sein? Es klingt so, als erkläre ein Gefangener: »Dieses Gefängnis existiert, damit ich es eines Tages verlassen kann.« Er übersieht die Tatsache, dass er niemals eingesperrt worden wäre, hätte er kein Verbrechen begangen.

Dieses Empfinden von Widerspruch basiert letztlich auf derselben Unwissenheit. In Maya verstrickt, können wir wohl kaum erwarten, Maya zu begreifen oder »Gerechtigkeit« und »Ungerechtigkeit« ihrer Fesseln mit unseren kleinen, relativen ethischen Maßstäben zu beurteilen. Alles, was wir mit Sicherheit wissen, ist, dass die großen Heiligen, die Befreiung erlangten, niemals mit Bitterkeit oder Bedauern auf ihre Kämpfe zurückgeblickt haben. Selbst Maya besaß für sie keinen Schrecken. Sie betrachteten sie als ein faszinierendes und erheiterndes Spiel. Sie erfreuten sich an ihrem langen Kampf um Befreiung. Gegen Ende seines Lebens konnte Swami Vivekananda schreiben: »Ich bin froh, geboren worden zu sein, froh, dass ich so leiden musste, froh, dass ich schwerwiegende Fehler beging, und froh, in den Frieden einzugehen.« Angesichts der scheinbar widersprüchlichen Beziehung von Atman und Prakriti erheben sich Zweifel. Anstatt seine Zeit mit Argumentationen und philosophischen Überlegungen zu vergeuden, sollte man seinen Blick auf jene herausragenden Gestalten richten, die den Weg zu Ende gingen und uns ermutigen, ihnen nachzufolgen. Ihr Sieg gibt uns die Gewissheit, dass alles zu unserem Besten gereicht, auch wenn wir es jetzt noch nicht verstehen.

**26. Nicht-Wissen wird durch die Erkenntnis des Atman getilgt, bis keine Spur von Täuschung mehr bleibt.**

**27. Der Erfahrende gewinnt dieses Wissen in sieben Stufen, während er zur höchsten voranschreitet.**

Die sieben Stufen zur vollkommenen Erkenntnis des Atman sind:

a. Die Erkenntnis, dass die Quelle spiritueller Weisheit und das Himmelreich in uns selbst zu finden sind. Swami Vivekananda sagt dazu: »Nach langer Suche hier und dort, in Tempeln und in Kirchen, im Irdischen und Himmlischen, kehrt man schließlich zu seinem Ausgangspunkt, zu seiner eigenen Seele, zurück und findet, dass Er, nach Dem man überall in der Welt gesucht hat, zu Dem man flehentlich in Kirchen und Tempeln gebetet und Den man als das in den Wolken verborgene Geheimnis aller Geheimnisse betrachtet hat, näher als nahe ist. Er ist unser eigenes Selbst, die Wirklichkeit unseres Lebens, von Körper und Seele.« Dies sind aufrüttelnde Worte, auf die das Herz sofort reagiert, doch die Verwirklichung ihrer Wahrheit lässt sich nicht so leicht erreichen. Es genügt nicht, sie als intellektuelle Behauptung zu akzeptieren oder in Augenblicken religiöser Empfindung oder flüchtiger Einsicht zu erfassen. Man kann nicht behaupten, die erste Stufe erreicht zu haben, ohne sich der Gegenwart des Atman in uns fortwährend bewusst zu sein. Ist man sich dessen bewusst, weiß man auch zweifelsfrei, dass eine Vereinigung mit dem Atman möglich ist, da kein äußeres Hindernis es verhindern könnte.
b. Das Aufhören von Leid. Leid ist die Folge von Bindung oder Abneigung in Bezug auf die Erscheinungen der äußeren Welt. Wendet sich der Geist der inneren Erkenntnis des Atman zu, verlieren Bindungen und Abneigungen ihre Macht. »Yoga ist die Aufhebung der Berührung mit dem Leid«, heißt es in der Gita.
c. Samadhi, vollkommene Erkenntnis des Atman und die Vereinigung mit ihm. Das objektive Universum verschwindet. Der Atman wird als absolutes Sein, Bewusstsein und Freude erlebt. In dieser Erfahrung schwindet jedes Empfinden individueller Trennung und Verschiedenheit. In Shankaras *Kleinod*

*der Unterscheidung* ruft der Schüler, der Samadhi erreicht hat, aus: »Mein Geist stürzte wie ein Hagelkorn in das unendliche Meer Brahmans. Einen Tropfen berührend, löste ich mich auf und wurde eins mit Brahman. Obgleich ich in das menschliche Bewusstsein zurückgekehrt bin, weile ich in der Freude des Atman. Wo ist das Universum? Wer nahm es fort? Löste es sich in etwas anderes auf? Vor einer Weile erblickte ich es noch. Jetzt existiert es nicht mehr. Wie wundervoll! Hier ist das Meer des Brahman, erfüllt von unendlicher Freude. Wie kann ich irgendetwas annehmen oder verwerfen? Gibt es etwas, das getrennt oder entfernt ist von Brahman? Nun erkenne ich endlich ganz klar, dass ich der Atman bin, dessen Natur ewige Freude ist. Ich sehe, höre und kenne nichts, das von mir getrennt ist.«

d. Den Zustand von Samadhi verlassend, kehrt man in das Bewusstsein der objektiven Welt zurück. Dieses Bewusstsein unterscheidet sich jedoch von der Art, in der es allgemein erfahren wird. Für jemanden, der Samadhi erreicht hat, ist die äußere Welt nur ein Erscheinungsbild. Mit Shankaras Worten: »Sie ist und sie ist nicht.« Der Erleuchtete identifiziert die äußere Welt nicht mehr mit dem Atman. Er erkennt, dass sie nur eine Widerspiegelung des Atman ist, nicht unwirklich, da sie von der absoluten Wirklichkeit projiziert wird. Aber es fehlt ihr an Substanz und unabhängiger Existenz, vergleichbar mit einem Spiegelbild.

In diesem Stadium weiß er, dass ihn keine weltliche Pflicht oder Verpflichtung mehr bindet. »Seine Handlungen fallen von ihm ab«, heißt es in der Gita. Dies bedeutet natürlich nicht, dass jemand, der Samadhi erreicht hat, fortan jede Aktivität einstellt. Im Gegenteil, die meisten großen Heiligen sind sehr aktiv gewesen, vor allem, indem sie andere lehrten. Sri Ramakrishna meinte dazu: »Sie gleichen gewaltigen Dampfschiffen, die den Ozean überqueren und viele Passagiere ans andere Ufer tragen.« Das Handeln des Heiligen unterscheidet sich von dem des Durchschnittsmenschen, da ihn weder Bindungen noch selbstsüchtige Wünsche motivieren. Der Heilige handelt aus eigenem Antrieb. Für den Durchschnittsmenschen ist dies nur teilweise der Fall. Aufgrund seines vergangenen Karmas und seiner gegenwärtigen Verstrickung in die Sinneslust geschieht es in gewisser Hinsicht stets zwangsweise. Aus diesem Grunde fällt es uns oft schwer, die Verhaltensweise eines Heiligen zu verstehen. Es erscheint uns seltsam, willkürlich und launisch, eben weil es nicht an die uns vertrauten Zwänge gebunden ist. Ein großer Lehrer wurde einmal gebeten, eine der geheimnisvollsten Handlungen, von denen in den Evangelien berichtet wird, zu erklären, und zwar, als Christus den unfruchtbaren Feigenbaum verfluchte. Lächelnd antwortete er: »Werde ein Christus, und du wirst wissen, warum er dies tat.«

e. Es folgt die Erkenntnis, dass der Verstand und die objektive Welt dem Erkenntnis-Suchenden nicht länger dienlich sind. Der Verstand ist das Instrument und die Welt das Objekt der Erfahrung gewesen, wodurch der Sucher den Atman, seine wahre Natur, erkannt hat. Der Verstand diente dazu, den Verstand zu transzendieren, vergleichbar mit einer Leiter, die man benutzt, um über die Leiter hinaus zu gelangen. Sobald man den Fenstersims erreicht hat, kann die Leiter fortgestoßen werden, da man sie nicht mehr benötigt.

f. Die im Geist aufgespeicherten Eindrücke und die Gunas fallen für immer fort, wie »Felsgestein vom Berggipfel in die Tiefe stürzt, um niemals zurückzukehren«.

g. Die letzte Stufe, der Zustand ewigen Seins in der Einheit mit dem Atman, ist erreicht. Es gibt keine Rückkehr mehr aus dem Samadhi zum teilweisen Bewusstsein der Sinne, keine

Identifizierung mit dem denkenden Geist. »Wir erkennen«, wie Vivekananda es ausdrückt, »dass wir allein gewesen sind auf unserem Weg durch das Universum. Weder Körper noch Gehirn gehörten uns, und noch weniger waren wir jemals mit ihnen verbunden. Sie gingen ihre eigenen Wege. Durch unsere Unwissenheit klammerten wir uns an sie. Aber wir waren allein, allmächtig, allgegenwärtig und immerfort gesegnet. Unser eigener Atman war so rein und vollkommen, dass wir nichts anderes bedurften. Alles im Universum leuchtet vor unserer Erkenntnis auf. In diesem letzten Zustand werden den Yogi Frieden und Ruhe erfüllen. Er wird niemals mehr Schmerz empfinden, niemals mehr getäuscht oder von Elend berührt werden. Er erkennt, dass er stets gesegnet, vollkommen und allmächtig war.«

**28. Sobald alle Unreinheiten durch die Ausübung der geistigen Disziplinen, der »Glieder« des Yoga, beseitigt worden sind, öffnet sich der geistige Blick des Menschen für die erleuchtende Erkenntnis des Atman.**

Patanjali gibt eine detaillierte Beschreibung der sogenannten »Glieder« des Yoga, indem er auf die verschiedenen Regeln und Praktiken eingeht, die beachtet werden müssen, um den Geist zu reinigen. Der einzige Zweck der geistigen Übungen besteht darin, die Unreinheiten, die das Erkennen des Atman behindern, auszumerzen. Die Erkenntnis als solche bedarf nicht der Suche. Sie ruht bereits in uns, während man sich weltliche Kenntnisse aus Büchern und Erfahrungen in der äußeren Welt aneignen muss. Sind die Hindernisse ausgeräumt, offenbart sich der allzeit gegenwärtige Atman.

**29. Die acht Glieder des Yoga sind: Vermeidung von Missetaten (yama), Einhaltung der Vorschriften (niyama), Körperhaltung (asana), Atemkontrolle (pranayama), Rückzug des Geistes von Sinnesobjekten (pratyahara), Konzentration (dharana), Meditation (dhyana) und Versenkung (samadhi).**

**30. Yama bedeutet, anderen nicht zu schaden, nicht zu täuschen, nicht zu stehlen, Enthaltsamkeit zu üben und frei von Habgier zu sein.**

Unsere Gedanken, Worte oder Taten dürfen keinem anderen Lebewesen Schaden zufügen, was bedeutet, dass wir für alle Wesen Liebe empfinden und versuchen sollen, in jedem den Atman zu sehen. Wir müssen uns als die Diener der Menschheit betrachten und bereit sein, denjenigen, die unsere Hilfe benötigen, zur Verfügung zu stehen. Dies heißt allerdings nicht, sich für üble Zwecke anderer einspannen zu lassen und sie bei einem Vergehen zu unterstützen. Solche Zwecke stehen im Gegensatz zu den Idealen von *yama*. Der wahrhaft hilfreiche Mensch gleicht einer Straßenbahn, die allen gleichermaßen zur Verfügung steht und in eine vorgegebene Richtung fährt.

Unsere Worte und Gedanken müssen wahrhaftig sein und stets mit den Tatsachen übereinstimmen. Sri Ramakrishna pflegte zu sagen, dass wahre Spiritualität »Herz und Lippen in Einklang bringen muss«. Doch man sollte auf der Hut sein, andere nicht zu verletzen, indem man Grausames sagt, selbst wenn es wahr sein sollte. In solchen Fällen schweigt man besser.

Es genügt nicht, keinen Diebstahl zu begehen. Man darf auch nicht neidisch sein oder begehren, weder im Hinblick auf Menschen noch auf Dinge. Nichts in dieser Welt gehört uns. Wir haben es höchstens geborgt. Es ist daher unsere Pflicht, nicht mehr zu besitzen, als unbedingt erforderlich ist, und die Dinge wirklich zu nutzen. Mehr zu nehmen, als wir benötigen, und es zu vergeuden, bedeutet, die übrigen Menschen zu bestehlen.

Enthaltsamkeit ist Reinheit in Wort, Gedanke und Tat. Freiheit von sexuellem Verlangen bedeutet Reinheit des Herzens. Sex bindet, und Bindung ist ein Hindernis auf dem Weg zur geistigen Erkenntnis.

Sich vor der Habgier zu hüten, wurde auch dahingehend ausgelegt, dass man keine Geschenke annehmen soll. Swami Vivekananda meint dazu: »Der Geist des Empfängers wird vom Geist des Schenkenden beeinflusst, was den Empfänger möglicherweise herabzieht. Die Annahme von Geschenken beeinträchtigt die geistige Unabhängigkeit und versklavt.« Dies mag hart klingen, aber wir dürfen nicht vergessen, dass Patanjali von den strengen Disziplinen eines Yogi spricht. Im Alltag kann man die meisten Geschenke als relativ harmlos betrachten, solange sie Zeichen aufrichtiger Zuneigung sind. Sogenannte Geschäftsgeschenke gehören nicht dazu. Im Allgemeinen sollte man sich davor hüten, die Großzügigkeit und Gastfreundschaft anderer Leute allzu leichtfertig anzunehmen.

**31. Diese Formen der Enthaltung sind grundsätzliche Verhaltensregeln. Sie gelten ohne Rücksicht auf Zeit, Ort, Zweck oder Gesellschaftsordnung.**

Patanjali gesteht weder Entschuldigungen noch Ausnahmen zu. Spricht er davon, andere Menschen nicht zu verletzen, meint er es auch so. Er hätte kein Verständnis für eine Aussage, wie: »Gewiss werde ich nicht töten, es sei denn, im Krieg, auf einem Schlachtfeld, um für eine gerechte Sache zu kämpfen, was ohnehin meine Pflicht als Soldat wäre.«

**32. Die Niyamas (Vorschriften) sind Reinheit, Zufriedenheit, Selbstdisziplin, Studium und Hingabe an Gott.**

Reinheit bedeutet körperliche und geistige Sauberkeit. Betrachtet sich der Mensch als Wohnsitz des Atman, wird er das Gefühl haben, Körper und Geist reinhalten zu müssen. Äußere Sauberkeit ist von psychologischem Wert. Der Waschvorgang selbst verweist auf die Beseitigung von geistigem und körperlichem Schmutz. Nach einem ausgiebigen Bad ruft man unwillkürlich aus: »Ah, jetzt fühle ich mich besser!«

Die inneren Körperorgane sollte man mittels einer angemessenen Diät reinigen. Das Gleiche gilt für eine geistige »Diät«, die reinigend und stärkend wirkt. Unsere Lektüre und unsere Unterhaltungen, im Grunde genommen unsere gesamte geistige »Nahrung«, muss gewissen Regeln unterworfen sein. Wir sollten die Gesellschaft spirituell gesinnter Menschen pflegen. Dies bedeutet natürlich nicht, bestimmte Personen und Themen zu meiden, weil sie »weltlich« oder »sündhaft« sind. Ein solch negativer Puritanismus führt nur zu selbstgerechtem Stolz und dem heimlichen Verlangen nach Verbotenem. Unsere eigene Einstellung ist maßgebend. Lernen wir zu unterscheiden, werden wir feststellen, dass jede menschliche Begegnung, alles, was wir lesen oder hören, uns etwas lehren kann. Das Unterscheidungsvermögen fortwährend aufrechtzuerhalten, ist sehr schwierig. Der Anfänger sollte auf der Hut sein. Klatsch, »seichte« Unterhaltung, triviale Zeitungslektüre, oberflächliche Unterhaltungsliteratur und Hörfunkfantastereien bergen die Gefahr, in Träumerei zu versinken. Es schleichen sich Ängstlichkeit, Verlangen und Abneigung ein, die den Geist trüben. Ein reiner Geist kann nur durch fortwährende Wachsamkeit gewährleistet werden. »Erst einmal aus dem Gleichgewicht geraten«, sagt Franz von Sales, »ist das Herz nicht länger sein eigener Herr.«

Ein Hindu-Lehrer gibt den weisen Rat: »Sprich stets zu jedem über Gott.« Sich über Gott zu unterhalten, bedeutet nicht, ausschließlich »religiöse« Themen anzusprechen. Fast jeden anscheinend noch so »weltlichen« Gesprächsstoff kann man aus Sicht der zugrunde liegenden spirituellen Wirklichkeit betrachten. Es kommt nicht darauf an über *was*, sondern *wie* man sich über die Dinge unterhält. Begriffe wie Gott, Geist oder Gebet müssen dabei nicht fallen. Sie stoßen den weltlich gesinnten Gesprächspartner eher ab und vermitteln den Eindruck, man wolle sich über sie stellen. Man darf nicht vergessen, dass jeder Mensch seinem Vermögen entsprechend auf der Suche nach dem Sinn des Lebens ist und es an uns liegt, den richtigen Ton und die richtige Wortwahl zu treffen. Ein aus dieser Sicht geführtes gelegentliches Gespräch über alltägliche Dinge, Wissenschaft, Kunst, Politik oder Sport, bei dem man ein aufrichtiges, warmherziges und unvoreingenommenes Interesse an der Meinung des anderen bekundet, mag zu einem unausgesprochenen geistigen Austausch führen.

Der tiefere Sinn von »Selbstzucht« und »Studium« wurde bereits in dem Kommentar zum ersten Aphorismus des zweiten Kapitels angesprochen. Zufriedenheit bedeutet, sein Schicksal gelassen anzunehmen, ohne sich durch Neid und Ruhelosigkeit beunruhigen zu lassen. Religionslehrern wird oft vorgeworfen, sie predigten die passive Hinnahme eines ungerechten *status quo*. Patanjali hingegen ist der Meinung, man dürfe sich mit dem Los anderer *nicht* zufriedengeben, da dies an hartherzige Gleichgültigkeit grenze. Wir haben kein Recht, den hungernden Bettler wegen seiner Unzufriedenheit zu tadeln. Im Gegenteil, als Mitglieder einer Gesellschaft sind wir verpflichtet, weniger begünstigten Mitmenschen zu besseren und gerechteren Lebensbedingungen zu verhelfen. Diesbezügliche Bemühungen werden weitaus wirkungsvoller greifen, wenn sie nicht auf persönlichem Gewinnstreben und auf Anerkennung fußen.

**33. Um sich von Gedanken zu befreien, die vom Yoga-Pfad ablenken, müssen Gedanken entgegengesetzter Art gepflegt werden.**

Diese Vorgehensweise wurde bereits im Zusammenhang mit den ersten fünf Aphorismen des ersten Kapitels erörtert. Abschweifenden Gedanken muss mit entgegengesetzten Gedankenwelten begegnet werden.

**34. Hindernisse auf dem Yoga-Pfad, wie Gewalt und Unwahrheit, können unmittelbar geschaffen oder indirekt verursacht oder gebilligt werden. Sie mögen auf Gier, Zorn oder Eigeninteresse basieren. Sie können geringfügig, mäßig oder groß sein. In jedem Fall führen sie zu Leid und Unwissenheit. Um derartige Gedanken zu überwinden, sollte man stets hieran denken.**

Alles, was wir tun, sagen, denken, indirekt verursachen oder einfach dulden, wird unweigerlich gute, böse oder sowohl positive und negative Folgen haben, die sich in gewissem Maße auf uns selbst auswirken. Wenn man anderen insgeheim Schlechtes wünscht oder auch nur im entferntesten zulässt, dass anderen übel mitgespielt wird, schadet man sich selbst und verstärkt seine Ignoranz und sein Leid. Dieses unumschränkte Naturgesetz sollte man sich stets vor Augen halten und lernen, seine Zunge und seine Gedanken zu zügeln.

**35. Wenn ein Mensch andere niemals verletzt, werden alle Lebewesen ihm gegenüber keine Feindschaft empfinden.**

Der Begriff »harmlos« wird gewöhnlich in einem eher abfälligen Sinne verwendet und in gewisser Weise mit dem Wort »wirkungslos« gleichgesetzt. Die völlige Arglosigkeit eines Heiligen bedeutet keineswegs, unwirksam zu sein. Psychologisch gesehen, besitzt sie eine ungeheure positive Kraft. Jemand, der weder in Gedanken noch Taten anderen gegenüber Gewalttätigkeit kennt, verbreitet eine Atmosphäre um sich, in der es keine Gewalttätigkeit und Feindseligkeit geben kann, da sie keinen Widerhall finden. Selbst Tiere reagieren auf eine solche Atmosphäre. Man mag Wildtiere zwar mit der Peitsche vorübergehend bändigen, aber wirklich harmlos sind sie nur, wenn man keine Gewalt anwendet. Eine Frau, die es gewohnt war, mit Giftschlangen umzugehen, meinte: »Sie wissen, dass ich ihnen kein Leid zufüge.«

Nach Swami Vivekananda ist »*Ahimsa* (Arglosigkeit) das Fehlen von Missgunst«. Man kann beobachten, dass die sogenannten großen Menschen dieser Welt aufeinander eifersüchtig werden, wenn es um Titel, Rang und Namen oder Geld geht. Solange Missgunst im Herzen nistet, ist man weit entfernt von vollkommener Arglosigkeit (Ahimsa).

**36. Ein Mensch, der keine Falschheit kennt, gewinnt für sich und andere die Kraft, die Früchte guter Taten zu ernten, ohne diese Taten selbst vollbracht zu haben.**

Der Durchschnittsmensch gilt als ehrlich, wenn seine Worte den Tatsachen entsprechen. Ein vollkommen wahrhafter Mensch ist durchdrungen von der Wahrheit. Er »gehorcht« nicht den Tatsachen, sondern die Tatsachen gehorchen ihm. Er denkt nicht im Traum daran zu lügen. Alles, was er sagt, wird wahr. Segnet er jemanden, *ist* diese Person gesegnet, gleichgültig ob dieser Segen verdient war oder nicht. Mit anderen Worten, er besitzt die Macht, »die Früchte guter Taten« in einer Weise zu übertragen, die dem karmischen Gesetz nicht unterworfen ist. Er vermag den Kranken zu heilen, indem er ihm einfach sagt, er sei gesund.

**37. Ein Mensch, der keinen Diebstahl begeht, gewinnt allen Reichtum.**

Dieser Aphorismus mag in zweifacher Weise erklärt werden. Erstens: Ein Mensch, der das Empfinden von Habgier vollkommen überwunden hat, spürt keinen Mangel. Er befindet sich in der gleichen Lage wie der Reichste dieser Welt. Zweitens: Mangelndes Interesse an irdischen Gütern verschafft der betreffenden Person in vielen Fällen materielle Güter. Wie Vivekananda es ausdrückt: »Je mehr du vor der Natur fliehst, desto stärker wird sie dir folgen. Kümmert sie dich überhaupt nicht, wird sie zu deinem Sklaven.«

**38. Ein in Enthaltsamkeit gefestigter Mensch gewinnt spirituelle Kraft.**

Sexuelle Aktivität, sexuelle Gedanken und Fantasien zehren gewaltig an der Lebenskraft. Wird diese durch Enthaltsamkeit bewahrt, wird sie in geistige Energie umgewandelt. Für den spirituellen Lehrer ist eine solche Energie unentbehrlich. Sie ist die Kraft, die seinen Schülern hilft zu begreifen. Wahre Religion wird nicht »gelehrt«, wie Geschichte oder Mathematik. Sie wird übertragen, wie Licht oder Hitze.

**39. Ist der Mensch frei von Gier, gewinnt er Kenntnis seiner vergangenen, gegenwärtigen und zukünftigen Existenz.**

Anhaftung und die damit verbundene Furcht sind Hindernisse auf dem Weg zur Erkenntnis. Solange man sich verzweifelt am Abhang festklammert (und somit an sein Leben), vermag man weder die zurückgelegte noch die vor einem liegende Strecke zu überschauen. Laut Patanjali bedeutet Loslösung, vergangene und zukünftige Existenzen der menschlichen Erdenreise zu erkennen. Eine solche Erkenntnis an sich wäre der Beweis für die Reinkarnationslehre.

**40. Aus der Reinheit erwächst eine Gleichgültigkeit dem Körper gegenüber und eine Abscheu vor körperlichem Verkehr mit anderen.**

**41. Hinzu kommen die Läuterung des Herzens, Heiterkeit des Gemüts, Konzentrationskraft, Beherrschung der Leidenschaften und die innere Schau des Atman.**

Patanjali beschreibt, wozu die Einhaltung der einzelnen Vorschriften (*niyamas*) führt. Der physische Körper ist die gröbste und äußerste Manifestation unseres Bewusstseins. Mit der Läuterung des Geistes verliert sich das Gefühl der Identifizierung mit dem Körper. Der Körper büßt seinen Stellenwert ein, da der Mensch ihn lediglich als äußeres Gewand betrachtet, das weder neu noch rein ist. Er verlangt nicht mehr nach dem Körper anderer, da er ihn nicht mehr mit dem Bewusstsein identifiziert, das er beherbergt. Wenn wir den Atman im Mitmenschen wirklich erkennen und lieben würden, verlöre der Geschlechtsakt seine Bedeutung. Wenn wir erkennen, dass der Atman überall und stets eine Einheit bildet, warum sollten sich zwei äußere Hüllen umarmen?

Geistige Reinheit findet ihren Ausdruck in der Stimmungslage des Menschen. Er wird zunehmend von Sattva, dem Guna der Erleuchtung und des friedvollen Glücks, beherrscht. »Heiterkeit ist das erste Anzeichen beginnender Religiosität. Für den Yogi ist alles Glückseligkeit. Jedes menschliche Antlitz, in das er blickt, erfüllt ihn mit Wonne. Allein die Sünde führt zu Leid. Was hat man mit finsteren Gesichtern zu tun? Schaut man finster drein, bleibe man in seiner Kammer. Mit welchem Recht darf man diese Krankheit in die Welt hinaustragen?«, heißt es bei Vivekananda.

**42. Zufriedenheit führt zu höchster Glückseligkeit.**

Es lohnt sich, die Momente zu analysieren, in denen wir wirklich glücklich sind. John Masefield erklärt: »Die Tage, die uns glücklich machen, machen uns weise.« Blickt man auf sie zurück, wird man in den meisten Fällen feststellen, dass ihnen irgendetwas gemeinsam gewesen ist. Es waren jene Zeiten, in denen man sich aus dem einen oder anderen Grunde nicht sorgte. Jene seltenen Augenblicke, in denen man im Jetzt lebte, ohne Vergangenes zu bedauern oder sich um Zukünftiges zu sorgen. Dies ist die Zufriedenheit, die Patanjali anspricht.

Es gibt natürlich auch Augenblicke des Glücks, die der Erfüllung eines Wunsches folgen. Sie können sehr lebendig sein, sind aber von verhältnismäßig kurzer Dauer. Die Erfüllung eines Wunsches lässt sofort einen neuen Wunsch aufkeimen, was dazu führt, dass der Moment des Glücks in erneute Sorge umschlägt. Selbst die Befriedigung an sich wird von einem Schatten verfolgt. In seinen Ausführungen über die sexuelle Liebe schreibt Marcel Proust, dass »sie eine unaufhörliche schmerzvolle Anspannung darstellt. Obwohl das Glücksgefühl sie neutralisiert, kann sie jederzeit zu dem werden, was sie längst geworden wäre, hätte man das Erstrebte nicht erreicht, nämlich pure Qual.« Im Rückblick kristallisiert sich diese unangenehme Wahrheit deutlich heraus. Vergleicht man seine Erinnerungen, wird man gewöhnlich feststellen, dass solche Glücksmomente verblasst sind, während die Augenblicke innerer Zufriedenheit die Jahre überdauert haben.

Natürlich gibt es keinen Grund dafür, warum Zufriedenheit glücklich machen sollte. Wenn man es noch nicht erfahren hat, mag man annehmen, der Mangel an Wünschen lasse einen eher gelangweilt und gleichgültig, sozusagen freudlos und sorglos werden. Allein diese Tatsache zeigt, dass ein Empfinden höchsten Glücks, die Freude des Atman, stets in uns ruht. Dieses Glücksgefühl kann jederzeit eintreten, wenn man die Schranken des Verlangens und der Furcht, die man um sich herum aufgebaut hat, niederreißt. Wie könnte man ansonsten ohne ersichtlichen Grund so glücklich sein?

**43. Selbstdisziplin führt zur Beseitigung von Unreinheiten. Auf diese Weise erlangen Körper und Sinnesorgane besondere Kräfte.**

Selbstdisziplin verfeinert unsere Sinneswahrnehmungen und sogar unsere physische Substanz. Mit der Zeit erkennen wir die in uns ruhenden psychischen Kräfte, wie Hellsehen, Telepathie, Levitation und so fort.

**44. Studium führt dazu, jenen Aspekt Gottes zu schauen, den man zur Verehrung gewählt hat.**

Wie bereits erwähnt, versteht Patanjali unter »Studium« nicht nur die Beschäftigung mit den heiligen Schriften, sondern ebenfalls die Ausübung von Japam, die Wiederholung des Mantras (des heiligen Namens des gewählten Gottesaspektes), das der Lehrer dem Schüler bei der Initiation gab (I, 27-29).

**45. Durch die Hingabe an Gott erreicht man Samadhi.**

Dieser und der vorhergehende Aphorismus beziehen sich auf den sogenannten *bhakti-yoga*. Die Pfade zur Gottesvereinigung wurden bereits erwähnt. An dieser Stelle wollen wir näher auf die vier wichtigsten eingehen.

*Bhakti-Yoga* ist der Pfad liebevoller Hingabe an Gott, der sich durch rituelle Verehrung, Gebet und Japam zum Ausdruck bringt. Es handelt sich dabei um die unmittelbare, innige persönliche Beziehung zwischen dem Anbetenden und dem Gegenstand der Anbetung. Der Anbetende wählt einen bestimmten Gottesaspekt oder eine göttliche Inkarnation, um seine Liebe darauf zu konzentrieren. Für diejenigen, die sich zu dieser Art der Gottesverehrung hingezogen fühlen, ist dies wahrscheinlich der einfachste Weg. Es besteht kein Zweifel, dass die meisten Gläubigen der Weltreligionen im Grunde genommen den Weg des Bhakti-Yogi beschreiten.

*Karma-Yoga* ist der Pfad der Selbstlosigkeit und der Gott geweihten Taten. Indem man die Früchte seiner Arbeit Gott weiht und mit rechten Mitteln gerechte Ziele anstrebt (jederzeit nach bestem Wissen und Gewissen) mag man mit der Zeit Weisheit und Ungebundenheit erlangen. Handlung wird durch Handlung transzendiert. Die Fesseln der Bindung fallen ab. Das Rad des Karma hört auf, sich zu drehen. Friede erfüllt den Geist. Brahman wird erkannt. Der Pfad des Karma-Yoga eignet sich für temperamentvolle Menschen, die sich zum Dienst am Nächsten aufgerufen fühlen. Er führt sie durch die Gefahren übergroßen Eifers und übertriebener Ängstlichkeit und weist sie an, »die Ruhe in der Handlung«, die Gelassenheit inmitten der Unruhe des Alltags zu finden. Krishnas Anweisungen an Arjuna betreffen weitgehend die Ausübung des Karma-Yoga.

*Jnana-Yoga* ist der Pfad intellektueller Unterscheidung, der Weg, Brahman durch die Analyse der wahren Natur der Erscheinungswelt zu finden. Der Jnana-Yogi weist alles Flüchtige, vorübergehend Erscheinende und Oberflächliche zurück. »Nicht dies, nicht das« sagend, scheidet er alles Unwesentliche aus und gelangt schließlich zu Brahman. Es ist ein schwieriger Weg, der äußerste Willenskraft und einen klaren Geist erfordert. Für den

Durchschnittsmenschen eignet er sich nicht. Bemerkenswerte Männer und Frauen, die Religion sonst in keiner anderen Form angenommen hätten, sind ihn gegangen und Heilige geworden.

*Raja-Yoga* wird oft als Yoga der Meditation bezeichnet. Dieser Weg lässt sich nicht eindeutig definieren, da er die anderen Yoga-Pfade in sich vereint. Die Meditation mag Gott geweihtes Handeln (wie rituelle Anbetung), Unterscheidung und Konzentration auf einen Gottesaspekt enthalten. Raja-Yoga befasst sich ebenfalls mit dem Studium des Körpers als Träger spiritueller Energie. So beschreibt er die Natur und Funktion der verschiedenen geistigen Zentren, wie den »Lotos des Herzens«. Da dieser Pfad den Wert der formalen, wissenschaftlichen Meditation betont, eignet er sich hauptsächlich für jene Menschen, die ein monastisches oder zumindest vorwiegend kontemplatives Leben führen wollen. Die Bedeutung der Gebetstechnik lehrt, dass sich jeder spirituell gesinnte Mensch mit diesem Pfad befassen sollte.

Diese Einteilung der Yoga-Pfade darf natürlich nicht zu starr betrachtet werden. Die einzelnen Aspekte gehen ineinander über. Man kann einen religiösen Pfad nicht ohne Liebe, Unterscheidungskraft und hingebungsvolles Handeln ernsthaft beschreiten. Niemand kann die Meditation völlig außer Acht lassen. Liebe ohne Unterscheidung gleitet in Sentimentalität ab. Unterscheidung ohne Liebe führt zu geistigem Stolz. Wie »Feuer in Rauch«, sind wir alle in Handlungen eingehüllt. Obwohl das Christentum hauptsächlich auf dem Bhakti-Pfad zu Gott führt, findet man in ihm Jnana-Typen, wie Thomas von Aquin, oder Karma-Yogis, wie Vinzent de Paul. Es kommt auf die Betonung an. Im Grunde genommen besitzt jeder Mensch seine eigene Yoga-Mischung. Wichtig ist die Befolgung der Glieder des Yoga, gleichgültig welchen Yoga-Pfad man beschreitet.

Einblicke in den Bhakti-Yoga schenkt eine überlieferte Unterhaltung Sri Ramakrishnas mit einem seiner Schüler:

Schüler: »Herr, besitzt Gott Gestalt oder ist er formlos?«

Sri Ramakrishna: »Niemand vermag endgültig zu sagen, Er sei »dieses« und »nichts anderes«. Er ist ohne Form und besitzt Gestalt. Für den Gläubigen nimmt er Gestalt an. Er ist gestaltlos für den Jnani, der den Pfad der Unterscheidung beschreitet und in seinem inneren Sein die Nichtigkeit seines Egos und der Erscheinungswelt erfahren hat. Sie gleichen einem Traum. Er erkennt Brahman in seinem eigenen Bewusstsein. Worte vermögen dieser absoluten Wirklichkeit nicht gerecht zu werden. Für den Gläubigen ist die Welt als eine Schöpfung Gottes real, ebenso wie er sich selbst als ein gesondertes Wesen für real hält. Dem Gläubigen erscheint Gott als ein persönliches Wesen.

Weißt du, was dies bedeutet? Vergleiche Gott mit einem uferlosen Meer. Der kühlende Einfluss der übergroßen Liebe des Gläubigen ist das an einigen Stellen zu Eisblöcken gefrorene formlose Wasser. Mit anderen Worten: Bisweilen offenbart sich Gott dem Gläubigen, indem er Gestalt annimmt. Wenn die Sonne der Erkenntnis emporsteigt, schmelzen die Eisblöcke dahin. Man sieht Ihn nicht länger als eine Person oder schaut Seine Formen. Wer ist dann noch geblieben, um wen zu beschreiben? Das Ego hat sich vollständig aufgelöst.«

Schüler: »Herr, warum gibt es so viele unterschiedliche Ansichten über das Wesen Gottes?«

Sri Ramakrishna: »Im Grunde genommen widersprechen sie sich nicht. Ein Mensch spricht über Gott, wie er ihn sich vorstellt. Gelangt man auf irgendeine Weise zu Ihm, sieht man keinen Widerspruch mehr. Kabir pflegte zu sagen: »Das formlose Absolute ist mein Vater. Gott in Gestalt ist meine Mutter.«

Schüler: »Herr, kann man Gott sehen? Wenn ja, warum können wir ihn nicht sehen?«

Sri Ramakrishna: »Gewiss kann er gesehen werden. Man kann ihn als Gestalt und auch formlos sehen.«

Schüler: »Auf welchem Wege geschieht dies?«

Sri Ramakrishna: »Vermagst du mit sehnsuchtsvollem Herzen um Ihn zu weinen? Die Menschheit vergießt Krüge voll Tränen um ihre Kinder, Ehegatten oder um Geld. Aber wer weint um Gott? Solange sich das Kind mit seinem Spielzeug befasst, erledigt die Mutter ihre Hausarbeit. Wird das Kind seiner Spielzeuge überdrüssig, wirft es sie beiseite und schreit nach der Mutter. Sie eilt herbei und nimmt das Kind in die Arme.«

Ebenso wie der Gläubige zur Anbetung einen bestimmten Gottesaspekt wählt, mag er eine bestimmte Art der Beziehung zwischen sich und Gott anstreben. Für Jesus war Gott ein Vater. Für Ramakrishna war Gott eine Mutter. Bruder Lawrence betrachtete sich als Diener Gottes. Die Weisen aus dem Morgenland verehrten Gott als das Christuskind. Arjuna sah Gott in der Person von Sri Krishna als Freund, während Radha ihn als Geliebten betrachtete. Durch die Ausübung des Bhakti-Yoga können alle menschlichen Beziehungen sublimiert werden.

**46. Körperhaltung (asana) heißt, in einer festen und zugleich entspannten Position zu verweilen.**

Asana besitzt zwei Bedeutungen: Der Platz, auf dem sich der Yogi niederlässt, und die Art, in der er dort sitzt. In der Gita heißt es: »Der Platz, auf dem er sitzt, muss fest sein, nicht zu hoch und nicht zu tief, und sich an einem sauberen Ort befinden. Er sollte ihn mit heiligem Gras belegen, mit einem Hirschfell abdecken und über alles ein Tuch breiten.« Diese Vorgehensweise verlangte die Tradition. Jeder feste Sitz wird denselben Zweck erfüllen.

Die Körperhaltung wird ebenfalls durch die Hindu-Tradition bestimmt. Die bekannteste Position ist der sogenannte Lotos-Sitz. Der Yogi sitzt mit gekreuzten Beinen, die Fußsohlen an die Oberschenkelinnenseite gelehnt. Daneben gibt es viele andere

Sitzweisen, die eine größere Flexibilität der Glieder erfordern. Wesentlich ist, eine Haltung einzunehmen, in der man absolut unbeweglich und aufrecht zu sitzen vermag. Brust, Hals und Kopf müssen eine gerade Linie bilden. Man sollte vollkommen entspannt sein und den Körper völlig vergessen. Zu Beginn ist dies kein leichtes Unterfangen. Ältere Anfänger mögen einen Stuhl, auf dem sie aufrecht sitzen können, für die beste Lösung halten. Empfehlenswerter ist es, auf dem Boden zu sitzen, da die Gefahr besteht, bei tiefer Versenkung zu fallen.

Den Körper aufrecht zu halten, muss selbst jenen einleuchten, denen die Meditationsausübung fremd ist. Mit gebeugtem Rücken schwindet die Klarheit des Geistes. Für den Yogi ist die aufrechte Körperhaltung unerlässlich. In tiefer Versenkung fühlt er einen geistigen Kraftstrom durch die Wirbelsäule aufwärts ziehen. Der Durchgang für diesen Kraftstrom muss gerade und offen gehalten werden.

**47. Die Beherrschung der natürlichen Tendenzen des Körpers sowie die Meditation über das Unendliche festigen und entspannen die Körperhaltung.**

Eine gute natürliche Haltung ist sehr selten. Die Haltung der meisten Menschen ist schlecht, was zu körperlichen Verkrampfungen führt. Sie muss sorgfältig trainiert und vervollkommnet werden, um in einem völlig bewegungslosen und gleichzeitig vollkommen entspannten Körper zu einer mühelosen Wachsamkeit zu gelangen. Ein verkrampfter und ruheloser Geist drückt sich in einer schlechten Körperhaltung aus. Über das Unendliche zu meditieren, beruhigt den Geist. Da er sich Brahman noch nicht vorzustellen vermag, sollte man über die grenzenlose Weite des Himmels nachsinnen.

**48. Die Dualität der Sinneserfahrung wird einen nicht länger beunruhigen.**

Die Gita spricht von Gegensatzpaaren und meint damit die angebliche Dualität der Erscheinungswelt, wie Hitze und Kälte, Freude und Schmerz, Gutes und Böses und dergleichen.

Die Körperhaltung allein führt natürlich nicht zur vollkommenen Körperbeherrschung. Diese ergibt sich aus der tiefen Versenkung in das Gottesbewusstsein. Patanjali weist auf weitere unerlässliche Übungen hin, um diesen Zustand zu erreichen.

**49. Der Körperbeherrschung muss die Kontrolle von Prana (pranayama) durch Beherrschung des Ein- und Ausatmens folgen.**

**50. Der Atem mag innerlich oder äußerlich angehalten oder mitten in der Bewegung gehalten und nach Ort, Zeit und einem bestimmten Rhythmus geregelt werden, so dass die Spanne des Innehaltens sich verkürzt oder verlängert.**

Prana bedeutet Lebensenergie. Da sich diese Energie durch die Atmung erneuert, wird Prana bisweilen als »Atem« bezeichnet. Der Begriff Prana beinhaltet sehr viel mehr. Sämtliche Körperkräfte und Funktionen der Sinnesorgane und des Gehirns sind Ausdrucksformen von Prana.

In der Prasna-Upanishad heißt es:

»Daraufhin näherte sich Bhargava seinem Lehrer und fragte: »Erhabener Herr, wie viele verschiedene Kräfte halten diesen Körper zusammen? Welche treten besonders hervor? Welche Kraft ist die größte?«

Der Weise erwiderte: »Die Kräfte sind Äther, Luft, Feuer, Wasser und Erde. Diese fünf Elemente bilden den Körper. Außerdem gibt es Sprache, Gehirn, Auge, Ohr und die übrigen Sinnesorgane. Einst prahlten diese Kräfte: »Wir halten den Körper zusammen und stützen ihn«, worauf Prana, die Urenergie, entgegnete: »Gebt euch keiner Täuschung hin. Ich allein, mich fünffach teilend, bin es, die diesen Körper zusammenhält und ihn stützt.« Aber sie wollten ihr nicht glauben.

Um sich zu rechtfertigen, gab Prana vor, den Körper zu verlassen. Als er sich anschickte zu gehen, erkannten die anderen, dass sie dann auch gehen mussten. Als sich Prana wieder niederließ, kehrten die anderen an ihre entsprechenden Plätze zurück. Wie Bienen ausschwärmen, wenn ihre Königin ausfliegt, und zurückkehren, wenn diese zurückkehrt, geschah es mit Sprache, Gehirn, Sehen, Hören und allem übrigen. Überzeugt von ihrem Irrtum, priesen die Kräfte Prana:

»Prana brennt als Feuer, scheint als Sonne, regnet als Wolke, regiert die Götter als Indra, weht als Wind, ernährt uns alle als Mond. Prana ist das Sichtbare und das Unsichtbare. Prana ist das unsterbliche Leben.««

Der Physiologie des Raja-Yoga zufolge, sammelt sich an der Wirbelsäulenbasis ein gewaltiger Vorrat an spiritueller Energie an, die sogenannte *kundalini*, die dort »aufgerollt« liegt. Man nennt sie auch die »Schlangenkraft«. Wird die Kundalini geweckt, steigt sie durch sechs Bewusstseinszentren die Wirbelsäule aufwärts, bis zum siebten Zentrum, das im Gehirn liegt. Mit Erreichen der höheren Zentren ruft sie verschiedene Stufen der Erleuchtung hervor. Ramakrishna beschreibt diesen Prozess folgendermaßen:

»Die heiligen Schriften sprechen von sieben Bewusstseinszentren. Das Bewusstsein mag in dem einen oder anderen Zentrum weilen. Frönt es noch der Weltlichkeit, weilt es in den drei niedrigen Zentren, im Bereich des Nabels, der Fortpflanzungsorgane und dem Organ der Entleerung. Dem Menschen mangelt es an höheren Bestrebungen oder Visionen. Er ist erfüllt von dem Verlangen nach Sinnesfreuden und von Habgier.

Das vierte Zentrum befindet sich in der Herzgegend. Erreicht das Bewusstsein dieses Zentrum und verweilt dort, erlebt der Mensch sein erstes spirituelles Erwachen und nimmt das Licht wahr, das ihn umflutet. Der Anblick des göttlichen Lichtes erfüllt ihn mit Staunen, und er ruft aus: »Oh, wie beseligend!« In diesem Moment gleitet sein Bewusstsein nicht zu den unteren Zentren zurück.

Das fünfte Zentrum liegt im Kehlkopfbereich. Wird dieses Zentrum erreicht, ist der Mensch von Unwissenheit und Täuschung befreit. Ihn interessiert es nur noch, von Gott zu hören und zu sprechen.

Das sechste Zentrum hat seinen Sitz in der Stirn. Wird dieses Zentrum erreicht, schaut der Mensch Gott Tag und Nacht. Selbst dann bleibt noch eine winzige Spur des Egos in dem Yogi, vergleichbar mit dem Licht in einer Laterne. Man glaubt, das Licht berühren zu können, aber es gelingt nicht, da die dazwischenliegende Glasscheibe einen daran hindert.

Das siebte Zentrum befindet sich auf dem Scheitel. Wird es erreicht, geht man ein in Samadhi. Man erkennt Brahman und wird eins mit ihm.«

Raja-Yoga eignet sich besonders für diejenigen, deren Denkweise durch eine konventionelle puritanische Erziehung verzerrt wurde. Die Gefahr einer solchen Sittenstrenge liegt darin, dass sie dazu neigt, gewisse Funktionen und Kräfte des Körpers als böse und andere als gut zu betrachten, ohne eine Beziehung zwischen beiden zu erkennen. Der Raja-Yoga weist uns darauf hin, dass Geist und Körper nur eine einzige Lebenskraft besitzen. Diese Kraft bringt sich in unterschiedlichen Bewusstseinsstufen zum Ausdruck. Sie mag den Menschen dazu veranlassen, ein Bild zu malen, ein Rennen zu laufen, Geschlechtsverkehr zu haben oder

Gebete zu sprechen. Es bleibt stets dieselbe Kraft, vergleichbar mit dem Aufzug in einem Warenhaus, der den Kunden in die Abteilung für Damenhüte, Sportartikel, Möbel oder zum Dachrestaurant befördert. Manch einer, der Freud gelesen (und missverstanden) hat, mag zynisch anmerken: »Religion ist nichts anderes als verdrängter Geschlechtstrieb.« Man mag schockiert sein und die Religion voller Abscheu aufgeben. Patanjali wäre nicht entsetzt über eine solche Bemerkung. Eine solche Dummheit hätte er lachend mit den Worten quittiert: »Sex ist nichts anderes als potenzielle Religion. Nutze dieselbe Energie für ein höheres Ziel, und du wirst Erleuchtung erlangen.«

Dem Raja-Yoga zufolge enthält die Wirbelsäule zwei Nervenstränge (*ida* auf der linken und *pingala* auf der rechten Seite) sowie in der Mitte einen Kanal, die *sushumna*, die beim nicht spirituell gesinnten Menschen gewöhnlich verschlossen ist. Wird die Kundalini geweckt, steigt die Sushumna empor. Wenn Ramakrishna von den Zentren des Nabels, des Herzens, der Kehle und so fort spricht, bedient er sich Bezeichnungen aus der Physiologie, um die ungefähre Lage der Zentren anzugeben, die in Wirklichkeit in der Sushumna selbst liegen. In der Yoga-Literatur werden diese Zentren häufig als »Lotos-Blüten« bezeichnet, da sie jemandem, der über hellseherische Fähigkeiten verfügt, als solche erscheinen (I, 36). Vivekananda rät, sie sich als Entsprechungen der verschiedenen Nervengeflechte westlicher Physiologie vorzustellen. In der Yoga-Physiologie gibt es keine scharfe Trennung zwischen grober und subtiler Materie. Es ist alles eine Frage der jeweiligen Abstufung.

Vivekananda meint hierzu: »Wenn durch die Kraft lang anhaltender Meditation die gespeicherte Energie entlang der Sushumna aufsteigt und dabei auf die Zentren stößt, löst sie eine gewaltige Reaktion aus, die weitaus stärker ist als die Reaktion von Traum, Imagination oder Sinneswahrnehmung. Was gewöhnlich als übersinnliche Kräfte oder Weisheit bezeichnet wird, ist eine Folge der Tatsache, dass ein schwacher Kundalini-Strom Eingang in die Sushumna gefunden haben muss. In den meisten Fällen sind die betreffenden Personen unbewusst auf eine Übung gestoßen, die einen Bruchteil der zusammengerollten Kundalini freisetzte. Jede bewusste oder unbewusste Gottesverehrung vermag dies zu bewirken. Jemand, der glaubt, dass seine Gebete erhört werden, weiß nicht, dass dies aus seiner eigenen Natur heraus geschieht. Durch seine innere Gebetshaltung ist es ihm gelungen, ein wenig dieser unendlichen, in ihm verborgenen Kraft zu wecken. Was die Menschen in ihrer Unwissenheit unter verschiedenen Namen furchtsam und zitternd anbeten, ist die wahre absolute Kraft, die in jedem Wesen ruht, der Urquell ewiger Glückseligkeit, wenn man ihn zu wecken versteht. Yoga ist die Wissenschaft der Religion, die logische Erklärung der Gottesverehrung, der Gebete, Religionsformen, Zeremonien und Wunder.«

Pranayama dient dazu, die Kundalini aufsteigen zu lassen und dabei Prana, die Lebensenergie, zu kontrollieren. Da sich Prana in erster Linie in der Atmung manifestiert, kann es durch Atemübungen beherrscht werden.

Die Pranayama-Technik konzentriert sich auf das Anhalten des Atems. Wird der Atem nach der Ausatmung angehalten, das heißt, wurden die Lungen von der Luft geleert, spricht man von »äußerlich«. Hält man den Atem nach der Einatmung an, spricht man von »innerlichem« Stillstand. Unter »Ort« versteht man jenen Körperteil, in dem der Atem angehalten wird. Ein- und Ausatmung müssen nicht notwendigerweise vollständig sein. Der Atem kann eine gewisse Zeit lang einbehalten werden.

Auf diese rein technischen Fragen kann an dieser Stelle nicht näher eingegangen werden, da hier das Hauptaugenmerk auf den spirituellen und philosophischen Aspekten der Lehre des Patanjali liegt. Niemand sollte die fortgeschrittenen Pranayama-Techniken ohne fortwährende Überwachung durch einen geschulten Lehrer praktizieren. Sie dürfen nur von jemandem durchgeführt werden, der ein keusches, vollkommen Gott geweihtes Leben führt. Andernfalls könnten sich bedrohliche geistige Störungen einstellen. Andere dazu zu ermuntern, diese Übungen aus Neugier oder Eitelkeit auszuüben, ist eine kriminelle Handlung. Mit der gewaltigen Kraft der Kundalini darf man weder spielen noch sie missbrauchen.

Daneben gibt es eine harmlose Atemübung, die man zur Beruhigung des Geistes oder als Konzentrationsvorbereitung anwenden mag. Man verschließe das rechte Nasenloch mit dem Daumen der rechten Hand und atme durch das linke Nasenloch tief ein. Dabei stelle man sich vor, reines, heiliges Prana im Lebensatem einzuatmen und entlang der Ida zur Kundalini gleiten zu lassen, die ihren Sitz in dem dreieckigen Lotos an der Wirbelsäulenbasis hat. Man halte den Atem einen Moment lang an und spreche die heilige Silbe OM. Den rechten Daumen lösend, verschließe man gleichzeitig das linke Nasenloch mit dem Mittelfinger, atme durch das rechte Nasenloch aus und stelle sich vor, dabei alle Unreinheiten des Körpers auszustoßen. Das linke Nasenloch weiterhin verschlossen haltend, atme man durch das rechte Nasenloch ein und stelle sich vor, den Atemstrom die Pingala entlang nach unten fließen zu lassen. Diese Atemweise wiederhole man in abwechselnder Reihenfolge. (Mit anderen Worten, während der Atmung hält man nur ein Nasenloch offen. Der Wechsel findet jeweils vor dem Ausatmen statt.) Diese Übung kann man mehrere Minuten lang durchführen, bis man ihre beruhigende Wirkung spürt. Sie birgt keine Gefahr, da der Atem nicht übermäßig lange angehalten oder der Körper durch zu viel Sauerstoff zu stark angeregt wird.

**51. Die vierte Art des Pranayama ist das durch Konzentration auf äußere oder innere Objekte bedingte Anhalten des Atems.**

Die beiden vorangegangenen Aphorismen beschreiben drei Pranayama-Übungen, das Ein- und Ausatmen und das Anhalten des Atems während eines bestimmten Zeitraumes. Diese Vorgänge werden vom bewussten Willen gesteuert. Sie sind Teil einer durchdachten Übungsreihe. Die vierte Übung geschieht unwillkürlich und natürlich. Hat jemand aufgrund der Übungen die Beherrschung von Prana gewonnen oder allein durch die vollkommene Hingabe an Gott eine bestimmte Entwicklungsstufe erreicht, kann es geschehen, dass die Atmung von selbst aufhört, wenn er in tiefer Konzentration versunken ist. Dieser natürliche Atemstillstand mag mehrere Sekunden oder Minuten anhalten, ohne dass sich die betreffende Person dessen bewusst ist. Im Zustand von Samadhi kommt die Atmung stundenlang gänzlich zum Erliegen. Es besteht keine Gefahr, da dieser Zustand nur dann eintritt, wenn die Person genügend weit fortgeschritten ist, um ihn zu ertragen.

**52. Dies hat zur Folge, dass die Hülle, die das innere Licht umgibt, abfällt.**

»Das innere Licht« bedeutet, zwischen dem Wirklichen und Unwirklichen zu unterscheiden. Die es umgebende »Hülle« besteht aus der karmisch bedingten Unwissenheit. Die Ausübung von Pranayama läutert den Geist. Die Unwissenheit löst sich allmählich auf.

**53. Der Geist erlangt die Kraft der Konzentration (dharana).**

Im ersten Aphorismus des nächsten Kapitels erläutert Patanjali die Bedeutung des Begriffs Konzentration.

**54. Zieht sich der Geist von den Sinnesobjekten zurück, lösen sich auch die Sinnesorgane von den jeweiligen Objekten und ahmen den Geist sozusagen nach. Dies ist pratyahara.**

**55. Daraus ergibt sich die vollkommene Beherrschung der Sinne.**

Um die Provinzen eines Landes zu beherrschen, muss zunächst die Zentralregierung übernommen werden. Ähnlich verhält es sich mit dem Geist. Er muss zuerst beherrscht werden, ehe man die Kontrolle über den Rest des Körpers gewinnt. Solange er von Wünschen erfüllt ist, werden die Sinnesorgane nahezu unwillkürlich die entsprechenden Objekte anstreben. So mögen die Augen eines Mannes unwillkürlich der Gestalt eines attraktiven Mädchens folgen, das ihm auf der Straße begegnet. Die Sinnesorgane sind wie Tiere, die ihren Herrn instinktiv nachahmen. Ist der Geist schwach und seinen Leidenschaften unterworfen, ahmen sie ihn nicht nur nach, sondern übertreiben seine Schwäche und ziehen ihn hinter sich her wie ein Kind seinen störrischen Hund. Einem starken, beherrschten Geist werden sie zum willigen und gehorsamen Diener. Anstatt seiner Schwäche, ahmen sie seine Stärke nach. Jede Bewegung bringt die Selbstbeherrschung des Körpers zum Ausdruck.

Um den Geist kontrollieren zu können, muss man ihn kennen. Nur wenige wissen, was im Inneren des Geistes vor sich geht. Ängste und Begierden sind uns so vertraut geworden, dass wir sie nicht einmal bemerken. Sie gleichen ununterbrochenen Trommelschlägen im Hintergrund unserer Gedanken. Aus diesem Grund sollte man am Anfang jeden Tag ein wenig Zeit mit der Beobachtung des Geistes verbringen und diesen Trommelschlägen lauschen. Vermutlich werden wir nicht lieben, was wir sehen und hören. Wir müssen sehr geduldig und objektiv sein. Unter einer solchen Beobachtung wird der Geist allmählich zur Ruhe kommen. Seine Gier und Torheit werden ihn beschämen. Keine äußere Kritik ist so wirksam und tiefgreifend wie die kritische Selbstbetrachtung. Sie einige Monate lang beharrlich auszuüben, wird dazu führen, Fortschritte in der Beherrschung des Geistes zu erzielen.

## KAPITEL 3

# Kräfte

**1. Konzentration (dharana) heißt, in einem inneren geistigen Bewusstseinszentrum zu verharren oder den Geist auf eine göttliche Gestalt innerhalb oder außerhalb des Körpers zu fixieren.**

Die ersten fünf »Glieder« des Yoga wurden im vorangegangenen Kapitel besprochen. Die drei restlichen sind Konzentration *(dharana),* Meditation *(dhyana)* und Versenkung *(samadhi).*

Bei den hier angesprochenen Bewusstseinszentren handelt es sich um die sieben Lotosblüten. Konzentration bedeutet, nach Anweisung des Lehrers den Geist auf das innere Licht in einem dieser Zentren oder auf die Gestalt eines gewählten Vorbildes zu konzentrieren, indem man versucht, sie sich innerhalb eines Lotos oder außerhalb des eigenen Körpers vorzustellen.

**2. Meditation (dhyana) ist ein ununterbrochener Gedankenstrom zum Gegenstand der Konzentration.**

Meditation ist also lang anhaltende Konzentration. Man hat diesen Vorgang oft damit verglichen, Öl gleichbleibend von einem Gefäß in ein anderes zu gießen. Wie bereits erwähnt (I, 2), beschreibt Patanjali den Gedanken als Gedankenwelle (vritti). Gewöhnlich erhebt sich eine solche Welle, verweilt einen Moment lang im Geist, verebbt, um von einer anderen Welle gefolgt zu werden. Während der Meditation wird eine Folge identischer Wellen erzeugt. Dies geschieht so rasch, dass keine verebbt, ehe nicht eine andere ihren Platz eingenommen hat. Daraus ergibt sich eine vollkommene Kontinuität. Filmt man vom selben Standpunkt aus dasselbe Objekt, ohne die Kamera zu bewegen, und projiziert den Filmstreifen auf eine Leinwand, glaubt der Betrachter, nur ein einziges Bild zu sehen. Die vielen, völlig gleichen Bilder sind zu einem einzigen verschmolzen.

Patanjalis Definition der Meditation entspricht nicht genau unserem üblichen Verständnis des Wortes »Meditation«. Wenn wir von Meditation sprechen, meinen wir damit einen mehr oder weniger diskursiven Gedankengang, der um eine zentrale Vorstellung kreist. Wenn wir über Christus meditieren, konzentrieren wir uns gewöhnlich nicht nur auf seine Gestalt, sondern denken auch an seine Lehre, seine Jünger, seine Kreuzigung und so fort. All dies ist zwar gut, bedeutet aber lediglich eine Vorbereitung zu Dharana und Dhyana.

**3. Leuchtet während der Meditation die wahre Natur des Objektes auf, nicht verzerrt durch den Geist des Wahrnehmenden, ist dies Versenkung (samadhi).**

Die gewöhnliche Sinneswahrnehmung wird durch die Imagination des Wahrnehmenden verzerrt und gefärbt. Man entscheidet im Voraus, was man zu sehen glaubt. Diese Voreingenommenheit wirkt sich auf unseren Blick aus. Große Maler wurden oft angegriffen, weil sie die Landschaft originalgetreu malten und nicht so, wie die Leute glaubten, dass sie aussehen *sollte.*

Nur im übersinnlichen Zustand von Samadhi ist es möglich, die wahre Natur der Dinge zu erkennen, frei von der Beeinträchtigung unserer Sinne. Samadhi ist mehr als Wahrnehmung. Es bedeutet unmittelbares Wissen. Als Sri Ramakrishna Vivekananda verkündete: »Ich sehe Gott wirklicher als dich«, sprach er die Wahrheit. Gott schaute er im Zustand von Samadhi, während er Vivekananda mit seinen irdischen Augen sah, was eine gewisse Verzerrung mit sich brachte.

**4. Werden diese drei – Konzentration, Meditation und Versenkung – auf ein einziges Objekt gerichtet, werden sie Samyama genannt.**

Mit Samyama bezeichnet man den dreifachen Prozess, durch den das wahre Wesen eines Objektes erkannt wird.

**5. Die Beherrschung von Samyama führt zum Licht der Erkenntnis.**

**6. Sie muss stufenweise erfolgen.**

Patanjali warnt vor einem raschen Vorgehen. Sich mit der Meditation befassen zu wollen, ohne die Konzentration zu beherrschen, führt zu nichts. Man kann sich nicht auf subtile Aspekte konzentrieren, ohne die Konzentration auf das Äußere eines Objekts zu beherrschen. Jeder Versuch, den Weg zur Erkenntnis abzukürzen, birgt große Gefahren. Unter dem Einfluss von Drogen mag man gewisse übersinnliche Erfahrungen machen; auf diese Weise gewonnene Erfahrungen sind jedoch nicht von dauerhaftem spirituellen Wert. Im Gegenteil, gewöhnlich folgen ihnen Verzweiflung und völlige Unwissenheit.

Eine der heiligen Schriften, das Vishnu Purana, lehrt die stufenweise Ausübung der Meditation, beginnend mit der Verehrung Gottes als Gestalt bis hin zu der Erkenntnis der Einheit von Atman und Brahman:

»Meditiere über Vishnu, der in den Herzen aller Wesen weilt, auf einer Lotosblume sitzend, umflutet von den Strahlen der Sonne. Sein Körper leuchtet, geschmückt mit Diadem, Halskette, Ohrringen und Armreifen von großem Glanz, Muschelhorn und Zepter in den Händen.

Dann möge der Weise über die leuchtende, huldvolle Gestalt des Herrn meditieren, ohne Muschelhorn und Zepter, aber geschmückt mit Ornamenten.

Vermag der Geist sich auf die Gestalt zu konzentrieren, lenke er sein Bewusstsein auf die schmucklose Gestalt.

Dann sollte er über seine Einheit mit der leuchtenden Gestalt des Herrn meditieren.

Schließlich muss er sich von der Gestalt lösen und über den Atman meditieren.«

**7. Diese drei Glieder fördern die Erfahrung stärker als die fünf bereits beschriebenen.**

Die ersten fünf Glieder des Yoga dienen als Vorbereitung auf Samyama (Konzentration-Meditation-Versenkung). Geist und Sinne müssen durch die Kultivierung ethischer Tugenden geläutert und der gesamte Organismus gestärkt werden, damit er die ungeheure Erfahrung, die auf ihn zukommt, verkraftet. Dies ist nur der Anfang. Empfindet man angesichts winziger Anzeichen von spirituellem Wachstum auch nur den geringsten Stolz, tut man gut daran, sich Brahmanandas ernüchternde Worte ins Gedächtnis zu rufen: »Spirituelles Leben beginnt *nach* Samadhi.«

**8. Selbst diese drei Glieder sind keine unmittelbare Hilfe zum »samenlosen« Samadhi.**

Die Ausübung von Samyama führt zum niedrigen Samadhi. Das »samenlose« Samadhi (nirvikalpa) erfordert weiteres, noch intensiveres spirituelles Bemühen.

**9. Wird die Vision des niedrigen Samadhi willentlich unterdrückt, so dass der Geist frei von Gedanken und Bildern ist, bedeutet dies die Beherrschung der Gedankenwellen.**

**10. Bleibt die Unterdrückung der Gedankenwellen fortlaufend bestehen, fließt der Geist ruhig dahin.**

**11. Der von jeglicher Ablenkung befreite und auf ein einziges Ziel gerichtete Geist tritt in den Zustand von Samadhi ein.**

**12. Der Geist erlangt eine einzige Ausrichtung, wenn sich gleiche Gedankenwellen in lückenloser Folge erheben.**

Wenn es gelingt, den Geist zwölf Sekunden lang ohne Unterbrechung auf dasselbe Objekt zu richten, mag man von Konzentration sprechen. Schafft der Geist dies zwölf Mal zwölf Sekunden (zwei Minuten und vierundzwanzig Sekunden) lang, mag man dies als Meditation bezeichnen. Hält der Geist zwölf Mal zwei Minuten und vierundzwanzig Sekunden, also achtundzwanzig Minuten und achtundvierzig Sekunden, die Meditation aufrecht, ist das niedrige Samadhi erreicht.

Kann das niedrige Samadhi zwölf Mal über diese Zeitspanne aufrechterhalten werden (fünf Stunden, fünfundvierzig Minuten und sechsunddreißig Sekunden), führt dies zum Nirvikalpa-Samadhi.

**13. In diesem Zustand werden die drei Arten der Veränderung transzendiert, die in der subtilen oder groben Materie und in den Organen stattfinden: Veränderung der Form, Veränderung der Zeit und Veränderung des Zustandes.**

Vivekananda wählt einen Goldklumpen als Beispiel. Die Veränderung der Form tritt ein, wenn das Gold zu einem Armband und dann zu einem Ohrring verarbeitet wird. Die Veränderung bedingt die Alterung. Nutzt sich das Gold ab oder verliert seinen Glanz, verändert sich sein Zustand. Feinstoffliche Substanzen oder die Gedankenwellen sind ähnlichen Veränderungen unterworfen. Was die Gedankenwellen betrifft, mögen sie sich auf unterschiedliche Zeitperioden oder Intensität beziehen. Im Zustand von Samadhi hat der Geist die drei Aspekte der Veränderung transzendiert.

**14. Ein zusammengesetztes Objekt besitzt Eigenschaften und ist vergangenen, gegenwärtigen oder zukünftigen Veränderungen unterworfen.**

**15. Die Aufeinanderfolge dieser Veränderungen bedingt die Mannigfaltigkeit der Evolution.**

Jedes Objekt innerhalb der differenzierten Materie besitzt Eigenschaften. Es handelt sich dabei um eine Zusammensetzung aus den drei Gunas in verschiedenen Kombinationen. Die Eigenschaften variieren und verändern sich entsprechend dem Einfluss der Gunas und der Beschaffenheit der Samskaras. Jedes Objekt kann sich in irgendein anderes verwandeln. Aus diesem Grund sieht der erleuchtete Yogi keinen wesentlichen Unterschied zwischen einem Gold- und einem Lehmklumpen, weshalb er den Dingen der Erscheinungswelt vollkommen gelassen gegenübertritt.

**16. Samyama in Bezug auf die drei Arten der Veränderung ausübend, gewährt Kenntnis von Vergangenheit und Zukunft.**

Patanjali beschreibt die verschiedenen Geheimkräfte und Methoden, um diese Kräfte zu gewinnen. Ebenso wie er, betrachten alle maßgebenden Personen die übersinnlichen Kräfte als das größte Hindernis auf dem Weg zur Wahrheit. Sri Ramakrishna bezeichnete sie als Müll. Buddha erklärte seinen Schülern, ihren Glauben niemals auf Wunder zu gründen, sondern die Wahrheit in den ewigen Prinzipien zu sehen. Christus wandte sich entschieden gegen jene, die »nach einem Zeichen verlangten«. Leider haben sich seine Anhänger diese scharfe Kritik nicht sehr zu Herzen genommen.

Aber auch Patanjali konnte die übersinnlichen Kräfte, die tatsächlich existieren, in seiner Abhandlung über die Yoga-Psychologie offensichtlich nicht ignorieren. Der Vollständigkeit halber übersetzen wir auch die folgenden Aphorismen, beschränken uns aber auf ein Minimum an technischen Erklärungen. Der ernst hafte geistige Sucher befasst sich kaum mit solchen Dingen.

Im Westen werden diese selten offenbarten Kräfte, die in jedem Menschen latent vorhanden sind und durch ständige Übung entwickelt werden können, argwöhnisch betrachtet. Der westliche Mensch hat eine andere Wahl getroffen. Er hat es vorgezogen, sich auf die Entwicklung mechanischer Kräfte zu konzentrieren. Statt Gedankenübertragung gibt es das Telefon, anstelle von Levitation das Flugzeug, statt des Hellsehens das Fernsehgerät. Man mag den Materialismus bedauern, der zu einer solchen Wahl führte. Vielleicht ist er aber das geringere von zwei Übeln. In einer Gemeinschaft von degenerierten Yogis zu leben, die ihre übersinnlichen Kräfte geschäftlich und politisch einsetzen, wäre wohl noch unerfreulicher als ein Leben in unserer von Atombomben bedrohten Welt. Jagen wir also nicht übersinnlichen Kräften nach, sondern streben geistiges Wachstum an und erinnern uns an die Worte Patanjalis: »Es sind Kräfte der irdischen Welt und Hindernisse auf dem Weg zu Samadhi.«

**17. Der Klang eines Wortes, die Wahrnehmung seiner Bedeutung und die eigene Reaktion darauf werden gewöhnlich miteinander verwechselt. Die Ausübung von Samyama ermöglicht es, alle Laute, die von Lebewesen hervorgebracht werden, zu verstehen.**

Gewöhnlich empfindet man keinen Unterschied zwischen dem Hören eines Wortklangs, der Bedeutung des Wortes und wie man auf die Information reagiert. Schreit jemand »Feuer«, springen wir sofort auf. Der Yogi vermag diese drei Aspekte voneinander zu unterscheiden. Samyama befähigt ihn, fremde Sprachen und die Stimmen der Tiere zu verstehen.

**18. Mit der Ausübung von Samyama im Hinblick auf vergangene Gedankenwellen erlangt man Kenntnis von seinen früheren Leben.**

Verebbt eine Gedankenwelle, hinterlässt sie im Geist einen schwachen Eindruck, der ins Gedächtnis zurückgeholt werden kann. Diese Erinnerung mag weit zurück in frühere Inkarnationen reichen.

**19. Samyama über die unterschiedlichen Körpermerkmale eines anderen Menschen lässt das Wesen dessen Geistes erkennen.**

**20. Es geht dabei nicht um den gedanklichen Inhalt, da dies nicht das Ziel von Samyama ist.**

Um den gedanklichen Inhalt zu erkennen, bedarf es der Ausübung einer zweiten Samyama über das Herz (Aphorismus 35 in diesem Kapitel).

**21. Samyama über die eigene Körperform bedeutet, dessen Wahrnehmbarkeit zu verhindern und seine Manifestationskraft vor den Augen des Betrachters auszuschalten. Der eigene Körper wird unsichtbar.**

**22. Auf diese Weise kann er auch unhörbar gemacht werden.**

Der Yogi vermag also die äußere Manifestation seines Körpers zu verhindern, so dass er von den im selben Raum Anwesenden nicht wahrgenommen werden kann. Die Wirklichkeit hinter der äußeren Erscheinungsform bleibt bestehen, wird von den groben Sinnesorganen aber nicht wahrgenommen. Der Yogi ist unsichtbar und kann weder gehört noch gefühlt werden.

**23. Samyama im Hinblick auf zwei Arten von Karma auszuüben, auf jenes, das bald Früchte tragen wird, und auf jenes, dessen Früchte sich erst später zeigen werden. Die Anzeichen seines Todes erkennend, vermag der Yogi den genauen Zeitpunkt zu erfahren, in dem er sich von seinem Körper trennt.**

Zu den Anzeichen des Todes gehören verschiedene physische und psychische Erscheinungen, verbunden mit Visionen überirdischer Wesen. Für den Hindu ist es wichtig, die kommende Todesstunde zeitlich genau zu kennen, da er glaubt, dass die Gedanken, die man in diesem Augenblick denkt, das Leben nach dem Tode beeinflussen.

**24. Samyama im Hinblick auf Freundlichkeit, Mitgefühl und dergleichen auszuüben, bedeutet, die Kräfte dieser Eigenschaften zu entwickeln.**

Dieser Hinweis bezieht sich auf den Aphorismus 33 des ersten Kapitels: »...Freundlichkeit gegenüber den Glücklichen, Mitgefühl mit den Unglücklichen, Freude an den Tugendhaften...« Der Yogi, der Samyama beherrscht, besitzt die Macht, jedem, dem er begegnet, Freude zu schenken und ihn von Kummer und Leid zu befreien.

**25. Samyama im Hinblick auf eine bestimmte Kraft, wie etwa die Elefanten, auszuüben, lässt diese Kraft erwerben.**

**26. Samyama über das innere Licht offenbart Subtiles, Verborgenes oder Entferntes.**

Das innere Licht ist das Licht des Herz-Lotos.

**27. Samyama über die Sonne schenkt Kenntnis von den kosmischen Räumen.**

**28. Samyama über den Mond vermittelt Kenntnis von den Sternkonstellationen.**

**29. Samyama über den Polarstern lässt die Sternbewegungen erkennen.**

Wie bereits erwähnt, besteht eine starke Ähnlichkeit zwischen der Kosmologie des Patanjali und den Theorien der modernen Atomphysik. Soweit bekannt, besaßen die antiken Hindus keine genauen wissenschaftlichen Messgeräte. Allein diese Tatsache scheint der Beweis für die Stichhaltigkeit übersinnlicher Kräfte zu sein. Wie wäre es sonst möglich gewesen, dass die Weisen ein solch genaues und verständliches Bild des Universums schufen? Ihr Wissen konnte nicht, wie es bei uns der Fall ist, nur auf von Instrumenten gestützter Sinneswahrnehmung beruhen.

**30. Samyama über den Nabel vermittelt Kenntnis von der Beschaffenheit des Körpers.**

**31. Samyama über die Halsgrube stillt Hunger und Durst.**

**32. Samyama über die Luftröhre führt zu absoluter Bewegungslosigkeit.**

Die Bewegungslosigkeit, vergleichbar mit der einer Schlange oder Eidechse, befähigt den Yogi, ungestört über die unwillkürlichen Körperbewegungen zu meditieren.

**33. Samyama auf das strahlende Licht im Hinterkopf zu richten, befähigt dazu, himmlische Wesen zu schauen.**

Das strahlende Licht im Hinterkopf darf nicht mit dem Licht des siebten Lotos, des höchsten Bewusstseinszentrums, verwechselt werden, das sich auf dem Scheitel befindet.

**34. Diese Kräfte der Erkenntnis werden auch jenem zuteil, dessen geläuterter Geist spontan Erleuchtung findet.**

Wenn der Geist einen sehr hohen Grad an Reinheit erlangt hat, können sich die übersinnlichen Kräfte spontan und ohne Ausübung von Samyama einstellen.

**35. Samyama über das Herz ermöglicht es, den Gedankeninhalt zu erkennen.**

**36. Sich zu erfreuen, liegt an dem Unvermögen, zwischen dem Atman und dem Sattva-Guna zu unterscheiden. Beide sind völlig verschieden. Der Sattva-Guna ist nur die Wirkkraft des Atman, der unabhängig ist und nur um seiner selbst willen existiert. Samyama über die Unabhängigkeit des Atman schenkt die Erkenntnis des Atman.**

Die höchste Freude, die man im üblichen Bewusstsein zu erlangen vermag, ist die von Sattva-Guna inspirierte Freude. In unserer Unwissenheit setzen wir sie mit der Freude des reinen Atman gleich. Zu Unrecht. Selbst in seinem reinsten Zustand ist Sattva ein Guna. Sattva-Freude enthält immer noch ein gewisses Maß an Egoismus. Die Gunas sind nur Wirkkräfte des Atman, und die Sattva-Freude ist eine schwache Widerspiegelung der Freude des Atman, frei von Egoismus und vollkommen unabhängig von den Gunas. Aufgrund der Fähigkeit, zwischen Atman und Sattva zu unterscheiden, transzendiert der Yogi die irdische Freude und kehrt ein in die reine Freude des Atman.

**37. Die spontane Erleuchtung schenkt Wissen und die übersinnlichen Kräfte von Hören, Sehen, Fühlen, Schmecken und Riechen.**

**38. Diese Kräfte, die dem weltlichen Zustand angehören, behindern den Eintritt in Samadhi.**

**39. Wurden die karmisch bedingten Fesseln des Geistes gelöst, vermag der Yogi in den Körper eines anderen einzutreten.**

Vivekananda erklärt: »Der Yogi kann in einen toten Körper eintreten, ihn wieder beleben und bewegen, während er selbst noch in einem anderen Körper weilt. Gleicherweise vermag er in den Körper eines Lebenden einzutreten, dessen Geist und Organe beherrschen und vorübergehend durch den Körper des Betreffenden handeln.«

Über Shankara erzählt man sich folgende Geschichte. In seiner Jugend gab es einen Philosophen mit Namen Mandan Misra, der die Ansicht vertrat, das Leben eines Haushaltsvorstandes sei dem eines Mönchs weit überlegen, eine Meinung, die damals in Indien weit verbreitet war. Shankara beschloss, mit Misra darüber zu debattieren. Würde es ihm gelingen, Misra zu bekehren, könnte er auch dessen Schüler bekehren. Nach erheblichen Schwierigkeiten willigte Misra ein. Wenn Shankara das Rededuell verlor, sollte er Haushaltsvorstand und im anderen Fall Misra Mönch werden. Bharati, Misras Frau und selbst eine bekannte Gelehrte, wirkte als Schiedsrichterin.

Nach einem Wortgefecht von mehreren Tagen sah sich Misra gezwungen, seine Niederlage einzugestehen. Da wandte sich Bharati an Shankara: »Warte! Mann und Frau sind eine Person. Du hast nur die eine Hälfte von uns geschlagen. Du musst auch mit mir debattieren. Die Philosophie mag dir geläufig sein, aber ich wähle ein anderes Thema, die geschlechtliche Liebe. Sie ist eine große Wissenschaft. Ehe du einen von uns als deinen Schüler beanspruchen kannst, musst du mit mir darüber diskutieren und mich besiegen.«

Shankara war zunächst verblüfft. Als Mönch und noch ein Knabe wusste er nichts darüber. Da kam ihm ein Plan in den Sinn. Er bat um einen Monat Bedenkzeit, die ihm Bharati gewährte.

Zu jener Zeit lag ein König mit Namen Amaraka im Sterben. Shankara bat seine Schüler, seinen eigenen Körper an einem sicheren Ort zu verstecken und gut auf ihn aufzupassen. Mittels Yoga-Kraft verließ er ihn und trat in den gerade verschiedenen Körper des Königs. Amaraka schien wieder zum Leben zu erwachen und herrschte weiterhin über sein Königreich, geführt von Shankara.

Shankara-Amaraka erwies sich als hervorragender und gerechter Herrscher und wurde von allen bewundert. Die beiden Frauen Amarakas stellten bald fest, dass etwas Seltsames geschehen war. Der neue Amaraka zeigte nicht nur eine erstaunlich jugendliche Kraft, sondern war unerfahren wie ein kleines Kind, was die geschlechtliche Liebe betraf. Die Regentschaft und das häusliche Leben schienen seinen Geist inzwischen allmählich zu umnebeln. Er begann zu vergessen, was er getan hatte und warum, und wer er war. Er fing an zu glauben, er sei tatsächlich Amaraka und nicht Shankara.

Als seine Schüler davon erfuhren, verkleideten sie sich als fahrende Musikanten, da Mönche am Hof nicht zugelassen waren, um in seine Nähe zu gelangen. Sie stimmten den Gesang »Moha Mudgaram«, Die Zerstreuung der Illusion, an, ein Gedicht, das Shankara selbst verfasst hatte.

»Geliebter, seltsam sind die Wege der Welt und groß deine Ignoranz.

Wer ist dein Weib und wer dein Sohn? Wer bist du selbst?

Woher kommst du?

Sinne über diese Dinge in deinem Herzen nach und beuge dich ehrfürchtig vor Gott.«

Diese Worte machten Shankara seine eigene Identität bewusst. Der Körper des Königs Amaraka fiel tot zu Boden, als Shankara ihn verließ und in seinen eigenen Körper zurückkehrte.

Als er später das Haus von Misra betrat, wusste Bharati sofort

Bescheid, denn auch sie besaß Yoga-Kräfte. Ohne weitere Debatte gab sie sich geschlagen.

**40. Beherrscht der Yogi die Nervenkräfte, die Lungen und Oberkörper mit Prana versorgen, vermag er auf Wasser und Sümpfen, auf Dornen und ähnlichen Dingen zu wandeln. Und wenn er will, kann er aus dem Leben scheiden.**

**41. Beherrscht er die Kraft, die das Prana regiert, vermag er sich mit einem Lichtglanz zu umgeben.**

Diese Kraft reguliert die verschiedenen Funktionen der Lebensenergie (Prana). Einer der Schüler Ramakrishnas besaß diese Kraft. Es heißt, er habe in einer dunklen Nacht den Weg Ramakrishnas beleuchtet. Ramakrishna sah sich allerdings gezwungen, ihm diese Kraft zu nehmen, da sein Ego in den Vordergrund trat und eine Gefahr für seinen spirituellen Fortschritt bedeutete.

**42. Samyama über die Beziehung zwischen Ohr und Äther ermöglicht es, den übernatürlichen Hörsinn zu erwerben.**

**43. Samyama über die Beziehung zwischen Körper und Äther: Wenn der Yogi durch Meditation die Leichtigkeit eines Baumwollfadens erlangt, kann er durch die Luft fliegen.**

**44. Samyama über die Gedankenwellen des Geistes: Wenn er außerhalb des Körpers weilt, ein Zustand, der als die große Entkörperung bekannt ist, fallen die Hüllen, die das Licht der Erkenntnis verschleiern.**

Dieser Aphorismus bezieht sich ebenfalls auf die durch Yoga gewonnene Kraft, den Geist aus seinem Körper zu ziehen und in einen anderen Körper gleiten zu lassen. In diesem Zustand der »großen Entkörperung« verlieren sich die aus Rajas und Tamas zusammengesetzten Hüllen und offenbaren das Licht von Sattva.

**45. Samyama über die wesentlichen Merkmale der groben und feinstofflichen Erscheinungsformen der Elemente und der ihnen innewohnenden Gunas sowie die Erfahrungen, die sie dem Individuum vermitteln, lassen den Yogi die Herrschaft über die Elemente gewinnen.**

**46. Außer der Kraft, klein wie ein Atom zu werden, werden ihm alle ähnlichen Kräfte zuteil. Er erlangt die Vollkommenheit des Körpers, da dieser nicht länger durch die Elemente beeinträchtigt wird.**

Der Yogi vermag klein wie ein Atom, riesig wie ein Berg und schwer wie Blei oder leicht wie Luft zu werden. Die Elemente schränken ihn nicht länger ein. Er kann durch Felsen gehen und seine Hand unbeschadet ins Feuer halten. Er kann trockenen Fußes Wasser durchqueren und mühelos einem Orkan widerstehen.

**47. Zur Vollkommenheit des Körpers gehören Schönheit, Anmut, Stärke und die Härte eines Donnerschlages.**

**48. Samyama über die Transformation der Sinnesorgane, wenn sie mit Objekten in Berührung kommen: Durch die erleuchtende Kraft der Sinnesorgane auf das Ichbewusstsein, durch die Gunas, aus denen sie sich zusammensetzen, durch die Erfahrungen, die man dabei gewinnt, erlangt man die Herrschaft über die Sinnesorgane.**

**49. Der Körper vermag sich dadurch so rasch wie der Geist zu bewegen, was dazu führt, dass er die Sinnesorgane außerhalb des eingeschränkten Körpers einzusetzen und die Herrschaft über Prakriti zu gewinnen vermag.**

Aphorismus 48 beschreibt den Ablauf von Samyama über die einzelnen Erkenntnisstufen.

Die in Aphorismus 49 erwähnte Kraft, die Sinnesorgane außerhalb des irdischen Körpers einzusetzen, ermöglicht Hellsehen und Hellhören. Die Herrschaft über Prakriti, die uranfängliche Ursache, schenkt dem Yogi die Herrschaft über alle aus Prakriti entstandenen Auswirkungen, also die Beherrschung der Natur.

**50. Die Ausübung von Samyama über den Unterschied zwischen Sattva-Guna und dem Atman führt zu Allmacht und Allwissenheit.**

**51. Diese Kräfte aufzugeben, bedeutet, den Samen des Übels zu zerstören und Befreiung zu erlangen.**

Unwissenheit ist der Same allen Übels. Der Mensch vergisst, dass er der Atman ist. Er verfällt der Illusion, eine eigenständige, getrennte Ich-Persönlichkeit zu sein. Diese Ich-Persönlichkeit ist bestrebt, ihre Wünsche zu befriedigen und Besitztümer und Macht über die äußere Natur zu gewinnen. Aus Sicht des Egos sind die übersinnlichen Kräfte die begehrenswertesten. Besonders Allmacht und Allwissenheit üben einen großen Reiz aus. Der Yogi, der über diese Kräfte verfügt, sie aber nicht einsetzt, hat der größten Versuchung seines Egos widerstanden. Er ist frei von allen Fesseln. Christus wies die Kräfte, die der Satan ihm in der Wüste anbot, zurück.

**52. Der Yogi darf sich von den Versuchungen, die ihm unsichtbare Wesen aus höheren Sphären antragen, weder angezogen noch geschmeichelt fühlen. Ansonsten besteht die Gefahr, dass er sich erneut in Unwissenheit verstrickt.**

Bei den »unsichtbaren Wesen aus höheren Sphären« handelt es sich um jene Yogis, die sich im Zustand der nicht verkörperten Götter befinden oder in die Naturkräfte eingegangen sind (I, 19). Sie haben die Befreiung nicht erreicht, weil sie den Versuchungen der übersinnlichen Kräfte anheimgefallen sind. Sie beneiden diejenigen, die sich diesen Versuchungen zu widersetzen bemühen, und streben danach, sie in die Unwissenheit zurückzuzerren. In dem Kommentar zu Patanjalis Aphorismen, den man Vyasa zuschreibt, werden diese Verlockungen humorvoll und plastisch beschrieben. »Herr, wollt Ihr hier Platz nehmen und Euch ausruhen? Ihr werdet Gefallen finden an den Euch dargebotenen Freuden. Ist dieses Mädchen nicht anziehend? Dieses Elixier wird Alter und Tod Einhalt gebieten. In diesem Streitwagen könnt Ihr durch die Lüfte jagen. Die Bäume dort drüben werden Euch alle Wünsche erfüllen. Dieser Himmelsquell gewährt Euch Glückseligkeit. Jene Weisen wissen alles. Die Nymphen dort sind unsagbar schön, aber nicht kaltherzig. Ihr werdet ungemein klar sehen und hören. Euer Körper wird wie ein Diamant schimmern. Dank Eurer großartigen Tugenden habt Ihr Anspruch auf alle diese Belohnungen. Tretet ein in dieses Paradies, in dem es weder Alter noch Tod gibt und Euch nichts versagt bleibt. Dieser Ort ist selbst den Göttern teuer.«

Diesen Versuchungen sollte der Yogi entgegenhalten:

»Ich wurde versengt in den glühenden Kohlen der Wiedergeburt. Ich habe mich gewunden in der Dunkelheit von Wiedergeburt und Tod. Nun, da ich endlich das Licht der Yoga-Lampe gefunden habe, das die Schatten der Unwissenheit vertreibt, wie kann ich da nochmals von sinnlichen Freuden in die Irre geführt werden?«

Alle großen Hindu-Lehrer glaubten, dass die spirituelle Entwicklung des Yogis durch von außen kommende Kräfte gehindert werden könnte, durch die nicht verkörperten Götter, durch Wesen einer übersinnlichen oder feinstofflichen Sphäre oder durch erdgebundene Seelen. Dieser Glaube findet seinen Niederschlag in der traditionellen hinduistischen Gottesverehrung.

Der Gläubige muss zuerst versuchen, überall die Gegenwart Gottes als das alles durchdringende Sein zu spüren, gefolgt von dem Empfinden, dass sich die Tore seiner Sinne verschließen und er in das Heiligtum seines Herzens, in dem Gott weilt, eintritt. Er muss sprechen: »Wie ein Mensch mit weit geöffneten Augen den Himmel vor sich sieht, so schaut der Seher die höchste Wahrheit Gottes.« Sich vorstellend, er habe die Kraft der geistigen Schau bereits erlangt, öffnet er, sein Mantra wiederholend, die Augen. Umherschauend, bemüht er sich, in allem, was er sieht, Gott zu sehen und zu erkennen, und dass die Kraft des Mantras die von den nicht verkörperten Göttern aufgetürmten Hindernisse beseitigt.

Als Nächstes schleudere er einen Löffel voll Wasser in die Luft, in die Geistsphäre empor, und rufe dabei die beschützende Macht Gottes an, die Einflussnahme der niedrigen Geister zu bannen.

Schließlich muss der Gläubige einige Reiskörner zwischen Daumen und Zeigefinger der rechten Hand aufnehmen und sie mit den Worten im Kreis verstreuen: »Mögen die erdgebundenen Geister und die Geister, die Hindernisse auftürmen, durch den Willen Shivas aufgelöst werden.« Die erdgebundenen Geister sind angeblich jene Geister, die Selbstmord begangen haben. Sie können sich nicht von der Erde lösen, da sie noch an dem Karma arbeiten, das sie durch ihre Tat abzuschütteln versuchten. Der Gläubige bittet, dass sie von ihrer derzeitigen Form erlöst werden und auf den Weg der Befreiung zurückfinden mögen. Bisweilen wird ihnen ein Versöhnungsmahl mit der Bitte angeboten, sich von dem Ort zurückzuziehen und den Gottesdienst aus der Entfernung zu beobachten, ohne zu stören.

Erst nach dieser Vorbereitungszeremonie darf der Gläubige sich dem eigentlichen Ritual der Gottesverehrung zuwenden.

Im Laufe der spirituellen Entwicklung nimmt die Versuchung bis zu einem gewissen Punkt zu. Entwächst der Yogi dem Anfängerstadium und gewinnt einige mystische Erfahrungen, geht eine magnetische Anziehungskraft von ihm aus. Er bemerkt seine psychische Macht über andere Menschen und seine sexuelle Anziehungskraft. Seine Sinne schärfen sich und befähigen ihn, sich an den Dingen stärker zu erfreuen, was dazu führt, dass er sich leichter in Machtbestrebungen und sexuellen Beziehungen verfängt. Er verliert sein ursprüngliches Ziel aus den Augen. Gerade diejenigen, die sich aufgrund seiner gottähnlichen Eigenschaft, die sie in ihm sehen, zu ihm hingezogen fühlen, mögen später für seine allmähliche Entfremdung von Gott verantwortlich sein. Aber Sri Krishna spricht die beruhigenden Worte: »Niemand, der Brahman sucht, wird jemals ein böses Ende finden.« Mag der Yogi seine spirituelle Entwicklung auf diese Weise auch verzögern, so wird er doch zum geistigen Pfad zurückfinden. Selbst diejenigen, die ihn davon abgehalten haben, werden in gewissem Maße spirituellen Nutzen aus der Verbindung mit ihm ziehen.

**53. Durch die Ausübung von Samyama über einzelne Augenblicke und deren zeitliche Abfolge erlangt man die unterscheidende Erkenntnis.**

Mit »Augenblick« ist der Moment, der kleinste vorstellbare Zeitraum, gemeint. Patanjali betrachtet den Moment als Objekt. Er gehört zu den äußeren Erscheinungen, wie ein Hund, ein Diamant oder ein Baum. Eine Aufeinanderfolge von Momenten, was wir »Zeit« nennen, ist kein Objekt, sondern ein vom Verstand geschaffenes Konstrukt, eine Vorstellung.

Samyama über den Moment und dessen zeitliche Abfolge lässt den Yogi erkennen, dass sich das gesamte Universum in jedem einzelnen Augenblick verändert. Er begreift, dass es in seinem Wesen wandelbar und vergänglich ist. Dieses Begreifen bezeichnet man als unterscheidende Erkenntnis. Der Yogi vermag die wahre Natur seiner Erfahrung zu begreifen, da er nicht der Illusion von Zeit erlegen ist. Denkt man in Zeitabläufen, verallgemeinert man seine Erfahrungen und überträgt sie von Augenblick zu Augenblick. Man sagt: »Den ganzen Nachmittag über bin ich traurig gewesen«, wenn dies in Wirklichkeit nur für zwei Uhr fünfzehn, zwei Uhr siebenunddreißig, drei Uhr eins und so fort zutraf. Man erliegt nicht nur einer Täuschung, sondern leidet eingebildeten Schmerz. Im Zen-Buddhismus gibt es eine Technik zur Erduldung von Qual. Man bricht die Zeitsequenz auf und konzentriert sich nur auf den jeweiligen Augenblick. Auf diese Weise kann man das Leid seiner Kontinuität berauben und es erleichtern. Schmerz besteht weitgehend aus der Erinnerung an vergangenen Schmerz und aus der Furcht, dass er sich wiederholt. Erinnerung und Furcht beruhen auf der im Bewusstsein verankerten Vorstellung von einer zeitlichen Abfolge.

**54. Auf diese Weise vermag man zwei gleiche Objekten voneinander zu unterscheiden, die weder aufgrund ihrer Art, ihrer Merkmale noch ihrer räumlichen Lage unterschieden werden können.**

Man nimmt zwei völlig gleiche, frisch geprägte Münzen und zeigt zuerst die eine, dann die andere, um sie anschließend hinter dem Rücken zu vertauschen und erneut zu zeigen. Laut Patanjali ist der Yogi aufgrund der entsprechenden Samyama-Übung in der Lage, genau zu sagen, welche Münze ihm zuerst gezeigt wurde.

Der spirituelle Wert dieser Unterscheidungskraft liegt natürlich in der Fähigkeit, stets zwischen dem Atman und dem Nicht-Atman, der äußeren Erscheinung, unterscheiden zu können, gleichgültig wie trügerisch diese sein mag.

**55. Die unterscheidende Erkenntnis befreit den Menschen von der Fessel der Unwissenheit. Er erfasst alle Objekte gleichzeitig, in jedem Augenblick ihrer Existenz und in allen ihren Modifikationen.**

Bei dem üblichen, auf Sinneswahrnehmung basierenden Wissen handelt es sich um eine Aufeinanderfolge. Man erfährt über ein bestimmtes Objekt eine Einsicht, gefolgt von der nächsten, einer weiteren und noch einer – und so fort. Der Yogi, der die unterscheidende Erkenntnis besitzt, begreift spontan die Objekte in ihrer Ganzheit. Begegnet er einem Menschen, überschaut er augenblich dessen gesamtes Leben in jeder Einzelheit. Eine solche Erkenntnis ist grenzenlos. Sie gehört der Ewigkeit an, nicht der Zeit. Sie erlöst den Menschen aus der Knechtschaft von Karma und Unwissenheit.

**56. Vollkommenheit wird erlangt, wenn der Geist ebenso rein ist wie der Atman.**

Wenn alle Gedankenwellen zur Ruhe gekommen sind, ist der Geist reines, undifferenziertes Bewusstsein. In diesem Zustand ist er eins mit dem Atman. Sri Ramakrishna pflegte zu sagen: »Der reine Geist und der Atman sind ein und dasselbe.«

KAPITEL 4

# Befreiung

**1. Übersinnliche Kräfte sind entweder von Geburt an vorhanden oder können durch Einnahme von Drogen, durch die Kraft von Worten, Selbstdisziplin oder Konzentration erworben werden.**

Aufgrund ihrer Bemühungen in früheren Leben werden manche Menschen nicht nur mit übersinnlichen Kräften geboren, sondern als wahrer spiritueller Genius. Diese geheimnisvollen Menschenwesen sind »geborene« Heilige. Von früher Kindheit an erfüllt sie Gotteserkenntnis und Liebe. Scheinbar unberührt von den Versuchungen der Welt, wachsen sie heran.

In der Bhagavad-Gita fragt Arjuna: »Wenn ein Mensch zwar den Glauben hat, aber nicht hart genug kämpft, sein Geist von den Yoga-Übungen abschweift und er nicht Vollkommenheit erreicht, was wird aus ihm werden?« Sri Krishna antwortet: »Ein Mensch, der von den Yoga-Übungen ablässt, wird in den Himmel derer gelangen, die gute Taten vollbrachten und dort viele Jahre verweilen. Danach wird er im Haus reiner und wohlhabender Eltern wiedergeboren werden und jene geistige Einsicht zurückgewinnen, die er in dem früheren Leben erarbeitet hat, um härter zu kämpfen als jemals zuvor. Aufgrund seiner Übungen im früheren Leben wird er ungeachtet seiner selbst zur Vereinigung mit Brahman getrieben.«

Gewisse Drogen mögen Visionen hervorbringen, die aber übersinnlicher, nicht spiritueller Natur sind, wie gewöhnlich angenommen wird. Sie können zu länger anhaltender geistiger Dürre und Unglauben führen und dem Gehirn dauerhaft schaden.

Die Wiederholung heiliger Worte oder Mantras ist eine unschätzbare Hilfe für geistigen Fortschritt. Es gibt spezielle Mantras, die zur Entwicklung spiritueller Kräfte beitragen.

Selbstdisziplin stärkt die Willenskraft des geistigen Suchers und lässt ebenfalls übersinnliche Kräfte erlangen. Der sicherste Weg aber ist die Konzentration.

2. **Die Transformation von einer Spezies in eine andere geschieht durch das Einfließen von Naturkräften.**

3. **Gute oder böse Taten sind nicht die unmittelbare Ursache für eine solche Transformation. Sie beseitigen nur die Hindernisse auf dem Weg einer natürlichen Entwicklung, vergleichbar mit einem Landwirt, der Hindernisse entfernt, damit das Wasser seinen natürlichen Lauf nehmen kann.**

Mit diesem Beispiel verweist Patanjali auf die hinduistische Evolutionstheorie zur Artenvielfalt. Der Landwirt, der seine Felder aus einem Wasserreservoir bewässert, muss das Wasser nicht beschaffen. Es ist bereits vorhanden. Ihm bleibt nur, das Schleusentor zu öffnen oder einen Damm niederzureißen, damit es nach dem Gesetz der Schwerkraft zu fließen vermag.

Das »Wasser« symbolisiert die Evolutionskraft, die nach Patanjali jeder Mensch in sich trägt und nur darauf wartet, aus dem »Reservoir« freigesetzt zu werden. Unser Handeln öffnet die Schleuse. Das Wasser strömt auf das Feld. Dieses bringt Früchte hervor und wird dadurch umgewandelt. Die Art der nächsten Inkarnation ist somit festgelegt. »Jeglicher Fortschritt und die dazu benötigte Kraft sind bereits im Menschen«, heißt es bei Vivekananda. »Vollkommenheit liegt in der Natur des Menschen. Sie ist nur eingesperrt und wird an ihrem natürlichen Verlauf gehindert. Wird die Barriere entfernt, übernimmt die Natur.«

Bleiben wir bei dem Bild des Wasserreservoirs. Böse Taten und die sich daraus ergebende Anhäufung von negativem Karma gleicht dem Niederreißen des Dammes an der falschen Stelle. Die Folge ist eine verheerende Überschwemmung, die das Feld zerstört. In diesem Fall kann man nicht das Wasser dafür verantwortlich machen. Es liegt in seiner Natur, Veränderungen zu bewirken. Es muss richtig gelenkt werden, eine Verantwortung, die allein der Landwirt trägt.

Zwischen der alten hinduistischen und der westlichen Evolutionstheorie besteht ein gravierender Unterschied. Dazu Vivekananda: »Die von der Moderne angeführten Gründe für die Evolution, Selektion und das Überleben der Stärkeren sind unzulänglich. Angenommen, das menschliche Wissen ist so weit fortgeschritten, dass der Wettkampf im Hinblick auf die Lebensbedürfnisse und den Partner ausgeschaltet werden kann. Nach moderner Auffassung bedeutet dies den Stillstand menschlichen Fortschritts und das Aussterben der Rasse. Patanjali hingegen behauptet, das wahre Geheimnis der Evolution liege in der Offenbarung der Vollkommenheit, die bereits jedem zu eigen ist und nur daran gehindert wird, sich zum Ausdruck zu bringen. Selbst wenn es keinen Wettstreit mehr gibt, wird diese hinter allem stehende vollkommene Natur uns drängen voranzuschreiten, bis jeder sich vervollkommnet hat. Es besteht also kein Grund zu der Annahme, ohne Wettbewerb gebe es keinen Fortschritt. Im Tier war der Mensch unterdrückt. Sobald die Tür aufgestoßen wurde, stürzte der Mensch hervor. Im Menschen wartet der hinter den Mauern der Unwissenheit wartende Gott, hervortreten zu können. Wenn Erkenntnis diese Barrieren durchbricht, offenbart sich der Gott.

**4. Nur das Ich-Bewusstsein vermag andere Geiststrukturen zu erschaffen.**

**5. Obwohl deren Tätigkeiten unterschiedlich sind, stehen sie unter der Herrschaft der ursprünglichen Persönlichkeit.**

Diese beiden Aphorismen beziehen sich auf die übernatürliche Kraft, untergeordnete Körper mit gesonderten Geiststrukturen für sich zu erschaffen, über welche die ursprüngliche Persönlichkeit die Kontrolle behält. Da das Ich-Bewusstsein die individuelle Geiststruktur erschafft, könnte dieses Ich-Bewusstsein theoretisch untergeordnete Strukturen erschaffen, die wie Satelliten um das Original kreisen. Der Sinn besteht darin, dass der Yogi wünscht, mithilfe der verschiedenen Persönlichkeiten sein Karma rascher zu erschöpfen. Ob dies ratsam ist, mag man infrage stellen. Es heißt, ein König habe sich mehrere Körper in der Hoffnung geschaffen, auf diese Weise seinen Hunger nach sexueller Befriedigung zu stillen. Schließlich gab er den Versuch auf: »Sexuelles Verlangen lässt sich nicht durch Befriedigung stillen. Es flackert nur noch stärker auf, wie Feuer, das mit Butter genährt wird.«

**6. Von den unterschiedlichen Denkstrukturen wird nur das von allen latenten Impressionen des Karmas und von jeglichem Verlangen befreit, das durch Samadhi geläutert wurde.**

Karma kann nur durch geistige Verwirklichung erschöpft werden, niemals durch bloße Übersättigung an Erfahrung.

**7. Das Karma eines Yogis ist weder weiß noch schwarz. Das Karma von anderen ist weiß, schwarz oder schwarz-weiß.**

Das Karma des Durchschnittsmenschen ist entweder schwarz (schlecht), weiß (gut) oder gemischt. Hat der Mensch Samadhi erreicht, werden seine Handlungen kein Karma mehr für ihn bewirken (I, 18). Da der erleuchtete Yogi weiterhin handelt, wird dennoch Karma erzeugt, dem negatives Karma beigemischt sein mag. Auf wen fällt es? Shankara gibt eine interessante Antwort auf diese Frage. Diejenigen, die den erleuchteten Yogi lieben, denen werden die positiven Auswirkungen zuteil, während diejenigen, die ihn hassen, die negativen empfangen.

Bei einem *avatar*, einer göttlichen Inkarnation, trifft dies nicht zu. Ein Avatar wie Krishna, Christus oder Ramakrishna ist eine Verkörperung der höchsten Gottheit. Durch einen Akt der Gnade und aus freiem göttlichen Willen, nicht weil ihn das Karma früherer Inkarnation dazu zwingt, betritt er die Welt der Erscheinungen. Frei von Karma, erzeugen seine Handlungen keine *karmas*, deren Auswirkung von anderen empfangen werden können, weder zum Positiven noch zum Negativen.

Die hinduistischen Schriften enthalten zahlreiche Geschichten von Menschen, die Gott oder einen Avatar hassten. Kamsa versuchte, den jungen Krishna ermorden zu lassen, so wie Herodes den Säugling Jesus. Shishupal kämpfte mit Krishna. Ravana kämpfte mit Rama. In allen diesen Fällen erlangten die Gegner Erleuchtung. Für einen Christen mag dies seltsam klingen. Es geht hierbei um den spirituellen Wert eines starken Gefühls. Natürlich ist die Liebe zu einem Avatar vorzuziehen. Andererseits ist es besser, ihn leidenschaftlich zu hassen, als ihm gleichgültig gegenüberzustehen. Gleichgültigkeit ist die schlimmste Sünde. Aus spiritueller Sicht steht Rajas höher als Tamas. Mittels Rajas kann man Sattva erreichen und über Hass zur Liebe gelangen. Die alten Hindus würden nicht mit Dante übereinstimmen, der Judas in die Hölle verbannte.

**8. Von den durch diese drei Arten von Karma erzeugten Wirkungen kommen nur jene zum Tragen, für die die Bedingungen günstig sind.**

Die jeweilige Inkarnation eines Menschen wird von seinem Karma bestimmt. Angenommen, es steht günstig und er wird als Mönch oder spiritueller Lehrer geboren, wird sich verbleibendes negatives Karma unter ungünstigen Bedingungen als negative Tendenzen auswirken. Da er seiner Berufung gerecht werden und seinen Schülern ein gutes Beispiel sein muss, ruhen diese Neigungen. Nur die guten manifestieren sich. Dieser Aphorismus betont die Wichtigkeit, die Gesellschaft spirituell gesinnter Menschen zu suchen. Wirst du als Hund geboren, mögen deine Tendenzen zwar positiv sein, aufgrund der Gegebenheiten aber weitgehend in den Hintergrund treten. Du musst im Einklang mit deiner Tiernatur leben.

**9. Infolge unserer Erinnerung an vergangene Tendenzen wird die Kette von Ursache und Wirkung durch den Wechsel von Spezies, Raum oder Zeit unterbrochen.**

Unter »Erinnerung« versteht Patanjali nicht bewusstes Erinnern, sondern die unbewusste Koordination von Eindrücken aus früheren Leben mit den Handlungen und Gedanken des gegenwärtigen Lebens. Karma, die Kette von Ursache und Wirkung, ist fortlaufend. Wechselt man im Laufe zahlreicher Inkarnationen die Spezies und entwickelt sich vom Tier zum Menschen und vom Menschen zu einer nichtmenschlichen Daseinsform, wird die karmische Wirkung nicht unterbrochen. Es manifestieren sich aber nur die den Gegebenheiten angemessenen Neigungen. Die übrigen stehen zurück, bis sie in einer anderen Inkarnation unter den angemessenen Gegebenheiten zum Tragen kommen.

**10. Da das Verlangen nach Existenz stets vorhanden gewesen ist, können unsere Neigungen keinen Anfang gehabt haben.**

Die hinduistische Philosophie betrachtet Schöpfung und Auflösung als einen Prozess ohne Anfang und Ende. Es hat stets Karma gegeben, das Neigungen schuf. Es hat keinen ursprünglichen Schöpfungsakt gegeben. Nur als Individuum kann man sich von der karmischen Gesetzmäßigkeit befreien. Man muss das Verlangen, in der Erscheinungswelt leben zu wollen, überwinden und den Atman, unsere wahre Natur, zu erkennen suchen. Würde das Universum aufhören zu existieren, wenn jedes Individuum Befreiung erlangte? Aus zeitlicher Sicht kann diese Frage nicht beantwortet werden. Eigentlich kann man diese Frage überhaupt nicht stellen, da sich die Erscheinungswelt in stetem Wandel befindet, vom Vergangenen zum Zukünftigen. Der Atman hingegen ist das ewige »Jetzt«. Obwohl der zeitlich gebundene Menschenverstand diese Aussage machen kann, ist es ihm unmöglich zu verstehen, was sie wirklich bedeutet.

**11. Unsere unterbewussten Neigungen basieren auf Ursache und Wirkung. Ihre Wurzeln liegen im denkenden Geist und werden von den Sinnesobjekten angeregt. Sind diese aus dem Weg geräumt, werden die Neigungen vernichtet.**

Karma wird nur wirksam, wenn bestimmte Ursachen vorliegen. Diese Ursachen sind Ignoranz, Egoismus, Bindung, Abneigung und das Anhaften am Leben. Die Auswirkungen dieser Ursachen schlagen sich in der Wiedergeburt, einem langen oder kurzen Leben und den Erfahrungen von Freud und Leid nieder. Karma wurzelt im Nichterkennen des Atman. Beseitige Unwissenheit, und du vernichtest das Karma.

In der Shvetashvatara-Upanishad heißt es: »Dieses weite Universum ist ein Rad. Auf ihm findet man alle Geschöpfe, die dem Kreislauf von Geburt, Tod und Wiedergeburt unterworfen sind. Es dreht und dreht sich und hält niemals inne. Es ist das Rad des Brahman. Solange das individuelle Selbst glaubt, von Brahman getrennt zu sein, dreht es sich mit dem Rad... Erkennt es durch die Gnade Brahmans seine Identität mit ihm, hört es auf, sich mit dem Rad zu drehen. Es wird unsterblich.«

**12. Das Objekt enthält stets »Vergangenheit« und »Zukunft«. Form und Ausdruck richten sich nach der jeweiligen Zeit, nach Vergangenheit, Gegenwart oder Zukunft.**

**13. Dem Wesen der Gunas entsprechend, sind sie grob- oder feinstofflich.**

**14. Da die Gunas an den Veränderungen von Form und Ausdruck mitwirken, stellen alle Dinge eine Einheit dar.**

Die Gita lehrt: »Das, was nicht existiert, kann niemals ins Dasein treten, und das, was existiert, kann niemals aufhören zu existieren.« Form und Ausdruck eines Objekts mögen sich verändern, da Veränderungen zu seiner Natur gehören. Vergangenheit und Zukunft existieren im Objekt in unmanifestierter, subtiler Form. Dennoch existieren sie. Nichts im Universum geht verloren.

Alle Objekte bestehen aus den Gunas. Diese mögen sich in grober Weise manifestieren, als sichtbares und fühlbares Objekt, oder in subtiler, in für die Sinne nicht wahrnehmbarer Weise. Außerdem können sie ihr anteilmäßiges Verhältnis zueinander ändern. So mag Rajas anstelle von Sattva vorherrschen, was eine völlig neue Form des Objekts bewirkt. Da die drei Gunas stets in allen Kombinationen vorhanden sind, bewahrt das Objekt trotz aller Verschiedenheit in Form und Ausdruck eine grundlegende Einheit.

Die Geiststruktur bleibt im Laufe der vielen Geburten des Individuums im Wesentlichen die gleiche. Es ist das Spiel der Gunas, das in den einzelnen Inkarnationen Form und Ausdruck verändert, mal vorwiegend zum Bösen, mal vorwiegend zum Guten neigend. Im Geist eines guten Menschen bleiben die negativen Eindrücke aus der Vergangenheit in subtiler Form bestehen. Das Gleiche gilt für zukünftige Eindrücke, gleichgültig in welche Richtung sie tendieren.

Wie kann man Befreiung erlangen? Nach Patanjali wurzeln unsere unbewussten Neigungen im Geist. Um Befreiung zu erlangen, darf der Mensch sich nicht mit ihm identifizieren. Erkennt er zweifelsfrei, dass er der Atman ist, befreit er sich von seinem Karma.

Der Geist einer befreiten Seele mit seinen vergangenen, gegenwärtigen und zukünftigen Eindrücken hat in der Welt der Erscheinungen keinen Platz mehr. Aber er geht nicht verloren. Er geht ein in die undifferenzierte Materie, in Prakriti. Die Erkenntnis der erleuchteten Seele wendet Gegenwart und Zukunft zur Vergangenheit, heißt es in einem hinduistischen Sprichwort.

**15. Verschiedene Betrachter nehmen ein Objekt in unterschiedlicher Weise wahr. Der Geist muss demnach etwas anderes sein als das Objekt.**

**16. Man kann nicht behaupten, das Objekt hänge von der Wahrnehmung eines einzelnen Menschen ab. Wäre dies der Fall, könnte man sagen, das Objekt existiert nicht, wenn ein einzelner Geist es nicht wahrnimmt.**

Patanjali weist die Philosophie des subjektiven Idealismus zurück. Der Sankhya-Philosophie folgend, gesteht er die Realität einer objektiven Welt zu, die nicht von unserer mentalen Wahrnehmung abhängt. Die Wahrnehmungen eines Individuums weichen von der eines anderen Individuums ab. Als Beispiel führen die Kommentatoren eine hübsche junge Frau an. Sie ist die Freude ihres Ehemannes und erregt Neid ob ihrer Schönheit bei anderen Frauen. Der leidenschaftliche Mann betrachtet sie mit Begierde und der selbstbeherrschte mit Gleichgültigkeit. Welcher dieser Beobachter kennt sie nun wirklich? Keiner von ihnen. Das Objekt an sich kann nicht durch Sinneswahrnehmung erkannt werden (I, 43).

**17. Ein Objekt ist bekannt oder unbekannt, abhängig von der Stimmung des Geistes.**

**18. Da der Atman, der Herr des Geistes, unwandelbar ist, sind ihm die Stimmungen des Geistes stets bekannt.**

**19. Der Geist leuchtet nicht aus sich heraus, da er ein Objekt der Wahrnehmung ist.**

**20. Und da er Subjekt und Objekt nicht gleichzeitig wahrzunehmen vermag.**

Wie wir bereits zu Beginn (I, 2) sahen, ist der Geist nicht der Seher, sondern das Instrument des Atman, der ewiges Bewusstsein ist. Der Geist ist sich zeitweilig nur der Objekte bewusst, deren Wahrnehmung von seinen eigenen Schwankungen bestimmt wird. Er unterliegt ständigen Veränderungen, was auch für das von ihm wahrgenommene Objekt gilt. Allein der unwandelbare Atman bietet für alle Wahrnehmungen einen gleichbleibenden

Maßstab. Vivekananda führt als Beispiel einen Zug und einen Wagen an, die beide in die gleiche Richtung fahren: »Bis zu einem gewissen Grad lässt sich die Bewegung beider Fahrzeuge feststellen. Bewegung kann nur genau beobachtet werden, wenn es etwas gibt, das sich nicht bewegt, etwas, das sich nicht ändert.«

Der Geist stellt ebenso ein Objekt der Wahrnehmung dar wie ein Objekt, das er in der Welt der Erscheinungen wahrnimmt. Der Geist ist nicht selbstleuchtend, denn er spendet kein Licht wie die Sonne. Er reflektiert das Licht wie der Mond. Der Lichtgeber ist die »Sonne«, der Atman. Nur durch das Licht, das der Atman reflektiert, leuchtet der Geist und nimmt wahr.

Wäre der Geist selbstleuchtend, könnte er sich selbst und das äußere Objekt gleichzeitig wahrnehmen. Dies ist nicht der Fall. Während er ein äußeres Objekt wahrnimmt, vermag er nicht über sich selbst nachzusinnen und umgekehrt.

**21. Geht man von einem zweiten Geist aus, der den ersten wahrnimmt, müsste es eine unbegrenzte Anzahl von Geiststrukturen geben, was zu einer Verwirrung des Gedächtnisses führte.**

Ein Philosoph, der die Existenz des Atman leugnet und den Geist in den Wahrnehmenden und das Objekt der Wahrnehmung unterteilt, gerät in Schwierigkeiten. Wird Geist A von Geist B wahrgenommen, muss es einen Geist C geben, der B wahrnimmt, einen Geist D für C und so fort. Es führte ins Unendliche, vergleichbar mit einem Spiegelsaal. Hinzu kommt, dass jede dieser Geiststrukturen über ein Gedächtnis verfügt, was die Sache noch verwirrender machte.

**22. Das reine Bewusstsein des Atman ist unwandelbar. Fällt der Widerschein seines Bewusstseins auf den Geist,**

**nimmt dieser die Form des Atmans an und scheint bewusst zu sein.**

**23. Der Geist vermag wahrzunehmen, weil er den Atman und das Objekt der Wahrnehmung reflektiert.**

Der Geist steht sozusagen zwischen dem Atman und dem äußeren Objekt. Seine Fähigkeit, das Objekt wahrzunehmen, ist nur geliehen. In einem vollkommen dunklen Raum kann ein Spiegel den Menschen, der vor ihm steht, nicht reflektieren. Fällt Licht in den Raum, vermag der Spiegel ihn augenblicklich »wahrzunehmen«.

Ähnlich verhält es sich mit der individuellen Seele, die in der hinduistischen Philosophie als »reflektiert« oder »Schatten des Atman« bezeichnet wird. Sie besitzt kein eigenes Dasein. Der Atman spiegelt sich nur im Geist wider, was zum Ichbewusstsein führt.

**24. Obgleich der Geist unzählige Eindrücke und Wünsche in sich trägt, handelt er nur im Dienste des Atman. Als zusammengesetztes Gebilde ist er nicht in der Lage, unabhängig und für sich selbst zu wirken.**

In dieser Welt muss jede Verbindung von Individuen oder Kräften für ihr Handeln und ihr Dasein ein Ziel verfolgen. Ansonsten wären sie eine bedeutungslose, funktionslose und planlos zusammengewürfelte Anhäufung von Objekten. Dieses Ziel muss außerhalb liegen. Ein Kongress oder ein Parlament wären lediglich eine nichtssagende laute Menschenansammlung, läge der Sinn nicht darin, Gesetze für die Gemeinschaft zu formulieren. Ein Haus erfüllt erst dann seinen Zweck, wenn sich jemand daran erfreut. Ähnlich verhält es sich mit dem Geist, dem lärmenden Parlament voller widersprüchlicher Interessen und Wünsche. Er gleicht einem Narrenhaus, bis er »zur Ordnung gerufen« wird. Er kann nur durch den von außen kommenden Willen des Atman einen Zweck erfüllen.

**25. Ein Mensch, der zu unterscheiden versteht, betrachtet den Geist nicht länger als den Atman.**

**26. Lernt der Geist zu unterscheiden, befindet er sich auf dem Weg zur Befreiung.**

**27. Erlahmt der Geist in der Übung der Unterscheidung auch nur ein wenig, können aufgrund vergangener Eindrücke Ablenkungen auftreten.**

**28. Sie mögen in der gleichen Weise überwunden werden wie die Hindernisse auf dem Weg zur Erleuchtung.**

Durch Meditation und den Rückzug des Geistes in seinen ursprünglichen Endzweck (Samadhi) ist dies zu erreichen (II, 10, 11).

Sri Ramakrishna pflegte zu sagen, man solle sich an heißen Tagen fortwährend kühlende Luft zufächeln, was beim Aufkommen einer Brise unnötig sei. Ein Erleuchteter spürt die ununterbrochene Brise der Gnade, was das Fächeln, die ständige Übung der Unterscheidung, aufhebt.

**29. Derjenige, der, selbst im Besitz aller übersinnlichen Kräfte, unbeirrt bleibt, erlangt Samadhi, die »Wolke der Tugend«.**

**30. Dann gibt es keine Unwissenheit mehr, die Ursache allen Leidens. Der Mensch ist befreit von der Macht des Karmas.**

Wenn der Yogi sich nicht von dem Pfad der Unterscheidung ablenken lässt, strömt die Erkenntnis wie eine Regenwolke auf ihn herab und bringt ihm Befreiung und die Seligkeit in Gott.

**31. Dann wird das Universum mit all seinen Objekten der Sinneswahrnehmung zu einem Nichts im Vergleich zu der grenzenlosen Erkenntnis, die frei ist von Hindernissen und Unreinheiten.**

Für den Durchschnittsmenschen mit seiner gewöhnlichen Sinneswahrnehmung erscheint das Universum voller Geheimnisse. Es scheint unendlich vieles zu geben, das entdeckt und erforscht werden muss. Jedes Objekt lädt ein, eingehender untersucht zu werden. Das Gefühl der Unwissenheit überwältigt ihn. Für den erleuchteten Yogi erscheint das Universum keineswegs geheimnisvoll. Kennt man die Natur des Lehms, kennt man alles, was aus Lehm gemacht ist. Kennt man den Atman, kennt man das Wesen aller Dinge im Universum. Die mühsamen Forschungen der Wissenschaft gleichen dem Bemühen eines Kindes, das das Meer mit einem Löffel auszuschöpfen versucht.

**32. Dann findet die Reihe der Veränderungen durch die Gunas ihren Abschluss, da sie ihren Zweck erfüllt haben.**

**33. Diese fortwährend stattfindenden Veränderungen werden erst am Ende wahrgenommen.**

Die Gunas gestalten das Universum (II, 18), damit es erfahren werden kann und der Erfahrende Befreiung erlangt. Dann haben sie ihren Zweck erfüllt.

Zeit ist eine Aufeinanderfolge von Momenten und somit eine durch die Gunas herbeigeführte Reihe von Veränderungen, die in jedem Augenblick stattfinden. Man wird sich ihrer aber nur in Intervallen bewusst, wenn sich eine ganze Reihe von ihnen unseren Sinnen als eine einzige Veränderung darstellt. Wir nehmen nicht wahr, dass sich eine Knospe von Moment zu Moment weiter öffnet. Erst am Ende dieses Vorgangs, der Stunden dauern kann, erkennen wir die Veränderung, die aufgeblühte Knospe. Das Gleiche geschieht mit einer Aufeinanderfolge von Eindrücken und Gedanken, die schließlich zu einem Entschluss oder einer Idee führt.

Für die erleuchtete Seele ist die Zeit nicht real. Es gibt in ihren Gedankengängen keine zeitliche Abfolge. Sie beherrscht die Zeit. Blitzartig erkennt sie Vergangenheit, Gegenwart und Zukunft im ewigen Jetzt (III, 53).

**34. Da die Gunas ihre Arbeit für den Atman erfüllt haben, lösen sie sich in Prakriti auf. Dies bedeutet Befreiung. Der Atman erstrahlt in seinem eigenen Wesen, als reines Bewusstsein.**

Vivekananda erklärt: »Die Aufgabe der Natur, diese selbstlose Arbeit unserer guten Amme, ist erfüllt. Sanft nahm sie die selbstvergessene Seele bei der Hand und zeigte ihr im Universum alle Erfahrungen und Manifestationen, führte sie höher und höher über verschiedene Körper, bis ihr verlorener Glanz zurückkehrte und sie sich an ihre eigene Natur erinnerte. Dann ging die liebevolle Mutter den gleichen Weg zurück, den sie gekommen war, um anderen beizustehen, die ebenfalls ihren Weg in der pfadlosen Wüste des Lebens verloren hatten. Sie wirkt ohne Anfang und Ende. So fließt der unendliche Strom der Seelen durch Freud und Leid, Gutes und Böses in das Meer der Vollkommenheit, der Selbst-Erkenntnis.«

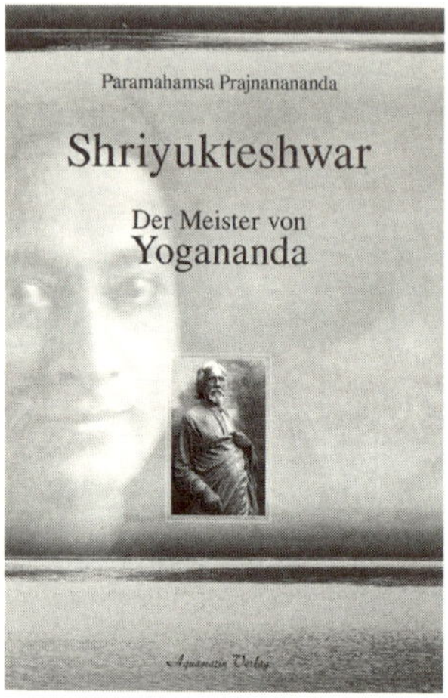


**Shriyukteshwar**
Paramahamsa Prajnanananda
Der Meister von Yogananda
(ISBN 978-3-89427-621-8)
180 Seiten

Als Paramahansa Yogananda nach Amerika kam und Kriya-Yoga zu lehren begann, war der Siegeszug des Yoga in der westlichen Welt nicht mehr aufzuhalten. Ausschlaggebend für Yoganandas Entschluss war ein Ratschlag seines Meisters ? Sri Yukteshwar. Sri Yukteshwar taucht in Yoganandas berühmter ?Autobiographie eines Yogi? immer wieder auf, so dass der Leser eine Ahnung erhält, welche geistige Kraft sich in seinem Meister verkörperte. Mit der vorliegenden Biographie von Sri Yukteshwar wird nun erstmals das Leben dieses Meister-Yogis umfassend dokumentiert. Damit erschließt sich die geistige Heimat, aus der Yogananda kam, sowie die geistige Kraftquelle, aus der er geschöpft hat. Eine faszinierende Biographie, die alle in den Bann schlagen wird, die sich für Yoga interessieren!

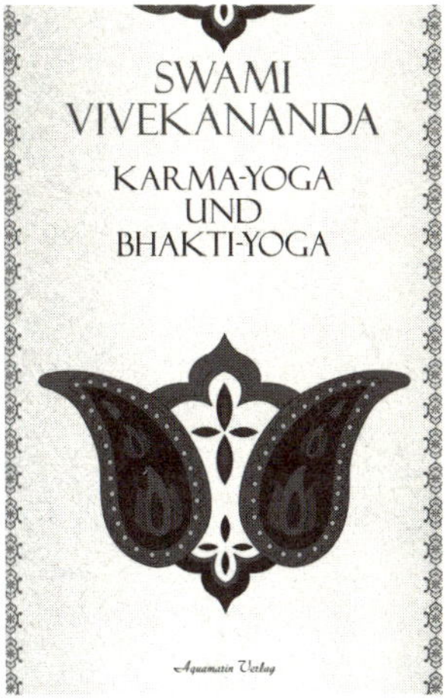


**Karma-Yoga und Bhakti-Yoga**
Sri Vivekananda
(ISBN 978-3-89427-606-5)
208 Seiten

Swami Vivekananda, der Meisterschüler von Indiens unsterblichem Heiligen Ramakrishna, hat wie kaum ein anderer die abendländische Welt auf den spirituellen Weg des Yoga geführt. Nach seinem Auftreten auf dem „1. Weltkongress der Religionen“ in Chicago war der Siegeszug des Yoga im Westen nicht mehr aufzuhalten. Während viele Yogis einseitig einen bestimmten Pfad als den „besten“ oder gar als den „einzigen“ hervorhoben, legte Vivekananda stets großen Wert darauf, seinen Schülern die Notwendigkeit der Synthese klarzumachen. Alle Yoga-Disziplinen gehören zusammen und bilden eine Einheit! Seine beiden Werke über „Karma-Yoga“, den Yoga der Werke, sowie über „Bhakti-Yoga“, den Weg der Hingabe, zählen zum wertvollsten, was die östliche Weisheit dem Westen zu offerieren hat. Diese Texte sind von zeitloser Gültigkeit und enthalten Hinweise für den „Geistigen Pfad“, die jedem Suchenden eine wunderbare Hilfe auf seiner persönlichen Suche nach Selbstverwirklichung bieten können. Ein unsterbliches Meisterwerk einer großen Seele!